15分钟
摆脱
疲劳

[日]西多昌规 著 郭欣怡 译

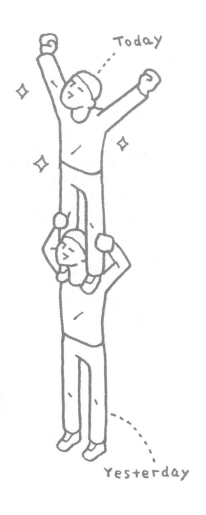

Today

Yesterday

浙江科学技术出版社

图书在版编目（CIP）数据

15分钟摆脱疲劳 / （日）西多昌规著；郭欣怡译.
— 杭州：浙江科学技术出版社，2021.4
ISBN 978-7-5341-8519-9

Ⅰ. ①1… Ⅱ. ①西… ②郭… Ⅲ. ①疲劳(生理)－消
除－基本知识 Ⅳ. ①R161

中国版本图书馆CIP数据核字(2020)第161937号

著作权合同登记号　图字：11-2018-290号

原书名：“昨日の疲れ”が抜けなくなったら読む本
Original Japanese title: "KINOU NO TSUKARE" GA
NUKENAKUNATTARA YOMU HON
Copyright © 2011 Masaki Nishida
Illustration copyright © 2011 Bunpei Yorifuji
Original Japanese edition published by Daiwa Shobo Co., Ltd.
Simplified Chinese translation rights arranged with Daiwa Shobo Co., Ltd.
through The English Agency (Japan) Ltd. and Eric Yang Agency, Beijing Office

书　　名　15分钟摆脱疲劳
　　　　　15 Fenzhong Baituo Pilao
著　　者　[日] 西多昌规
译　　者　郭欣怡
出版发行　浙江科学技术出版社
　　　　　杭州市体育场路347号　邮政编码：310006
　　　　　销售部电话：0571-85062597
　　　　　网　　址：www.zkpress.com
　　　　　E-mail：zkpress@zkpress.com
排　　版　烟雨
印　　刷　河北京平诚乾印刷有限公司
开　　本　880×1230　1/32　　　印　张　5.5
字　　数　90 000
版　　次　2021年4月第1版　　　　印　次　2021年4月第1次印刷
书　　号　ISBN 978-7-5341-8519-9　定　价　49.00元

版权所有　翻印必究
（图书出现倒装、缺页等印装质量问题，本社销售部负责调换）

责任编辑　王巧玲　陈淑阳　　责任校对　张　宁
责任美编　金　晖　　　　　　　责任印务　田　文

有效的聪明放松法，
写给一直觉得很累的你

"医生，您很累吗？"——这是我常被问到的问题。

每天从早到晚门诊，值夜班时又经常一个晚上被唤醒好几次，的确，这样的工作状态，日积月累，导致我的身体达到了疲惫的顶点。但是，每当患者问我这个问题时，我还是会怀疑自己是不是没将疲惫的表情藏好，被看出来了。

你是不是也常被问："你累了吗？"现代社会就是一个容易被疲劳轰炸的社会，**"疲劳""疼痛"及"发热"被视为身体健康的三大敌人。**因此，我们绝对不能忽视身体发出的疲劳信号。

时代进步了，疲劳的本质也跟着改变。过去，我们主要以"肉体"疲劳为主。那个时代，大家为了三餐温饱，渴望生活安定和多赚一点钱，很多时候都是因劳力而感到疲惫。那个时候是身体疲惫，但大家的精神状态却是十分稳定的，因此大多数人都能咬紧牙关忍耐。

然而，现在已经变成一个"即使努力也不一定有回报"的时代。职场上，客户及主管的要求有增无减。这种现象导致许

1

多人必须承受来自精神上的强大压力，于是很多人开始封闭自己的内心，同时对未来感到极度不安。如今，疲劳的本质已经和以前大不相同了。

掌握简单技巧，摆脱"心"的疲惫感

现代人看似已经败在"疲劳"之下，但是目前已有许多针对改善疲劳的方法问世，同时医疗方式及饮食方式、运动方式也日新月异、越来越多。所以，大家不再因为"一直觉得很累"而心情低落。

通过这本书，**我将向大家介绍 41 种缓解及远离疲劳的方法，同时也会针对不同的症状，给予适当的心灵疗愈处方。**这本书里没有太艰深的专业内容，只有具体、实用的"聪明放松法"。

不需要每一种方法都尝试，只需要从书中找出一种自己可以尝试的方法，立刻开始尝试就行！等到渐渐养成习惯之后，你的生活绝对会焕然一新，呈现出不同的样貌。希望这本书能够帮助大家"预防疲劳"，并早日与疲劳说再见！

西多昌规

目录

第 1 章

改善睡眠质量的 9 种方法

一到假日就狂睡、不想出门，是身体过劳的警示信号

掌握自己的"疲劳指数"，正常或过劳

不能这样想："反正疲劳感总有一天会消失，没关系啦！"

"最近，我总觉得全身酸痛。"

"因为疲劳感一直在累积，所以周末我几乎都在睡觉中度过。"

你是不是经常听到同事或朋友说这样的话？电视上，各种功能饮料的广告从来没停过，或许这代表"大家都很累了吧"。适度疲劳可以让身体的各个器官正常运作，可以让人到晚上时能快速入眠。

但是，各位有想过吗？你感受到的疲劳是正常等级的还是病入膏肓等级的呢？

照理说，经过一晚上的睡眠，体力就能得到恢复，或者只要周末睡久一点，身体就能获得充分的休息。假如你的疲劳感属于这种正常等级，那么你就无须担心。但是，若你总觉得"好累，不想动"，或睡了一整晚之后，仍然感到很累、无精打采，那就表明"身体的疲劳指数已经达到极限了"！

假如你经常忘记重要行程，开会时常无法集中精神，觉得自己的专注力逐渐下降，就必须特别注意啦！身体正在向你发出疲劳过度的警示信号！

假日狂睡、不出门，是"过劳"的警示信号

"没关系，反正只要一开始工作就能忘记疲劳。""同事也跟自己一样，每天努力打拼着……"疲劳感是预知抑郁症的一个重要指数，重度疲劳感更是抑郁症的诊断依据之一。我在门诊时发现，有很多抑郁症患者常把"疲倦""好累"挂在嘴边。这些抑郁症患者中，有许多人在初诊时并不知道自己已经患了抑郁症。纵使患者去内科做检查，也找不出身体的异常之处。可是，患者本人已经感到筋疲力尽了。

请随时检查自己的"疲劳指数"，假日会多睡2小时以上的人，大概是平常睡太少所致。假如天气很好，自己却仍然窝在家里看电视或玩电脑，恐怕不只是因为自己喜欢室内

活动，或许是"过劳"已经找上门了。

改变小习惯，今天的疲劳今天消除

通常，不断累积的疲劳感会让身体状况每况愈下，因此我们最好在当天就将疲劳消除完毕。我们不可能每天都摄取到营养充足的食物、拥有充足的睡眠，或与所有人沟通顺畅，即无法事事完美，但为了不让疲劳影响我们日后的活动，我们必须采取具体的行动，改变自己的行为模式。**或许我们无法立即将"疲劳指数"降为零，但是可以从改变生活中的小习惯开始，渐渐地减轻身体的负担。**

你累了吗？——"疲劳指数"检测表

☐ 最近常感觉到前所未有的疲劳，同时也容易疲倦。

☐ 就算好好地休息了，体力还是无法恢复。

☐ 因为疲劳感侵袭的关系，日常生活的活动能力降低了很多。

☐ 容易感冒，且不容易痊愈。

☐ 做再多检查，还是无法找到头痛、腰痛、肌肉痛等问题的原因。

☐ 没有食欲，感受不到食物的美味。

☐ 失眠。

 医生的建议

请试着想象，假如问自己的身体"你还好吗？"，它会怎么回答。假如上述选项中符合的多于3项，那么你可能是过劳了，一定要注意休息。

睡眠不足容易使人发胖，
请在晚上 12 点前就寝

太累又缺少睡眠，最容易使人发胖

　　"只要一忙或太累就开始发福！"——当你听到这句话时，会有什么想法呢？

　　一直以来，大家都认为太累时人就会变瘦。可是，在忙碌的现代社会中，事实恰巧完全相反。假如是体力劳动者，一旦工作量增大，就会因为工作让人疲劳而日渐消瘦。但实际中，**出现在大部分人身上的疲劳感却是因为人际关系或久坐办公室而产生的，**这些疲劳感完全和体力消耗无关。

　　当精神压力变大时，人们便会开始寻找能依赖的物质。以前，香烟是最佳依赖品，但目前很多场所禁止吸烟，于是，甜点、下酒菜、酒等高热量的食物便开始成为人们的解压食物。

　　当我们吃过多零食或晚上喝太多酒时，体重会不知不觉地逐日增加，最后连腰间的皮带也会变得越来越长。**运动量不够当然也是造成肥胖的另一个主要原因。**在大都市里，居民多半以车代步，因此几乎都有着运动量不足的问题。

一边上网，一边吃东西，胖得最快

我们都知道，运动有抗抑郁、消除压力、改善负面情绪等功效，对精神层面有很大的帮助。假如缺乏运动，可能会因为情绪不稳定或对工作提不起劲儿而产生压力，导致暴饮暴食，让精神与身体都陷入恶性循环。

现代社会环境似乎很难让人保持苗条的身材。甜点、饼干、快餐等，不仅种类丰富，而且和以前比起来更容易获得，质量也很好。此外，随处可见的便利商店，让我们24小时都能买到酒类及其他食物。同时，假如觉得出门很麻烦，只要在手机上操作几下，就会有配送员快速将食物送到眼前。

习惯了"想要就能立刻获得"的便利生活之后，只要稍稍出现不满意之处，我们就会立刻陷入焦躁状态。例如，送比萨的人稍微晚到几分钟，我们就会极度不满；上网时，我们连等结账页面跳出来的耐心都没有。这种不良情绪和职场上的焦虑感是一样的，最终我们可能会通过吃来释放压力。

英国布里斯托大学（University of Bristol）的调查报告指出，上网时吃东西，的确会使人的体重增加，这是导致肥胖的快速方式。

熬夜，也会让人越来越胖

此外，爱熬夜的人也会因为睡眠不足及疲劳过度而越来越胖。对维持健康来说，熬夜是不好的习惯。运动量不足的人，睡眠也会比较浅。一旦睡眠不足，人体内促进食欲的激素——食欲刺激素（ghrelin）的分泌量就会增加。另外，睡前喝酒也会让睡眠变浅，因为酒精的代谢会消耗我们的体力。最近的研究报告也明确表示，睡眠不足及睡前饮酒，会让人渐渐变成易胖体质。

最近觉得"自己越来越胖"的你，只是因为平常运动量不足，或是因为年龄增长而导致身体代谢变慢吗？事实上，你的精神与肉体也许都已处于极度疲劳的状态了。于是，你变得爱吃零食、喝酒，甚至每餐的食量也变大了，同时也越来越难以入眠。

　　因为担心自己日渐发福的身材，所以开始到处寻找减肥的方法——这种做法并不是最明智的。在购买减肥产品之前，请先检查身体的疲劳状态吧！　不要再依赖零食或烟、酒，**请增加睡眠时间，尽量将应该由别人做的事交出去，多留点运动的时间给自己，同时也多给自己留一些安静的独处时间或与家人共处的悠闲时光。**只要再对自己好一点就可以了，让疲惫又易胖的身体喘一口气吧！

这样吃，改变易胖体质

① 不要一边吃东西，一边上网。

② 尽量一天只吃一次零食。

③ 每餐分量固定，绝不过量。

④ 尽量走路上班或买东西。

⑤ 晚餐慢慢吃，找个人一边聊天一边吃饭。

⑥ 每天尽量在晚上12点前睡觉。

 医生的建议

　　为了改善焦躁不安及睡眠不足的状况，请尽量养成早睡早起的好习惯，不久之后你会发现，精神变好了。

方法 3

提高体温，可使睡眠质量更好
放轻松、多泡澡，身体越暖和越有助于入眠

如同前文所提到的内容，良好的睡眠有助于消除疲劳，让身体获得充分的休息。接下来，我将教大家提高睡眠质量的方法，不把今天的疲劳留到明天。

"没有什么时间睡觉。"——这大概是现代人共同的烦恼。如果真的是这样，那就以提高睡眠质量为目标。尽管睡眠时间短，但如果能够立刻进入熟睡阶段，那么也能提高休息质量。

人类的体温会在傍晚到夜晚这一时段内下降，当体温下降之后，人们就会开始想睡觉。为了拥有良好的睡眠，应该设法降低自己的体温吗？答案刚好相反，人们应该提高自己的体温。当体温升高之后，大脑就会发出降低体温的指令，在降低体温的过程中，人便会自然地进入睡眠状态。

让体温上升最简单的方法就是泡澡。38～40℃的温热水，最适合用来泡澡。不管是半身浴还是足浴，都有相同的效果。假如水中能够加入像薰衣草等具有放松功效的入浴剂，安眠效果会更好。事实上，有研究结果指出，**只要体温上升，熟睡期的时间就会增加。**

一直为手脚冰冷所困扰的人，不妨先使用暖脚工具，让脚部变得热乎乎之后再上床。如果使用床上暖脚工具或穿厚袜子入睡，那么你可能会在半夜因为过热而苏醒。建议睡前将披肩或浴巾等折成长条状并盖在脚上，等觉得热时再将它们拿掉。

吃夜宵、喝酒会给身体带来负担，令人晚上更难入睡

睡前吃太多东西，会让好不容易休息的大脑和身体突然又接到了新工作。一吃饱便躺下睡觉，很容易让原本吃下去的东西反流到咽喉，还容易引起打嗝或胸闷，严重时还可能导致胃食道反流（指胃中的胃酸及食物反流回食道内）。

此外，控制酒精的摄入量也是很重要的一环，因为酒精

会严重影响睡眠。**酒精有利尿作用，因此喝酒会导致上厕所的次数增加，睡眠变得很浅。原本睡觉就打呼噜的人将因为喝了酒精而打呼噜更严重。**因为酒精会使舌根部肌肉松弛，使喉部的空气通道变得更狭窄，从而导致打呼噜更严重。再次强调，睡前最好不要喝酒。假如真的很喜欢喝酒，请在享受正餐美食时，一起享用美酒吧！

神经越大条的人，睡得越好

睡觉时必备的床垫、棉被及枕头也很重要，但这些东西并不是越贵越好。建议大家选择符合预算，并能让自己睡得很舒服的寝具。

虽然睡觉时间都在晚上，**但晚上的睡眠质量会大大影响我们白天的活动质量。**充足的睡眠能够让我们如期完成应该做的事情，让我们拥有充实的一天。白天晒晒太阳，出去活动活动筋骨，以及晚上充足的睡眠等能够让我们拥有规律的生活。

要是为了拥有良好的睡眠而每天过度担心，反而会招致反效果！畅销书《四个半小时熟睡法》的作者远藤拓郎老师在为患者诊疗时，总是会说："个性越大条的人睡得越好。"所以，别让神经绷得太紧，偶尔放松一下吧！

让你一觉睡到天明的秘诀

① 睡前泡水温为38～40℃的热水澡、半身浴、足浴等，让身体变得暖乎乎。
② 试着用暖脚工具或袜子暖暖脚。
③ 尽量不要在睡前3小时内用餐与饮酒。
④ 选择适合自己的寝具。
⑤ 不要一直想着晚上可能会睡不着。

 医生的建议

　　追求完美、认真的个性在职场上是优点，但是对想睡好觉的人来说，却是不容小觑的缺点。偶尔让自己的神经大条一点吧！

方法 4

晒太阳、吃早餐、动一动，能快速醒脑

让身体有活力，让大脑快速清醒

不少人喜欢早起从事晨间活动。不过，我想有很多人像我一样，就算知道早起有很多好处，还是难以抵抗睡魔的魔力，始终无法早起。接下来，我将介绍能让大家在一大早便头脑清醒的方法，这是通过睡眠科学及临床实践归纳出来的。

首先要说的是光线！早晨的光线能够调整人体的生理时钟，让人真正清醒。早晨的光线也能促进有抗抑郁及缓解不安感功效的血清素（serotonin）的合成，甚至还能促进有助于夜晚舒适入眠的激素——褪黑激素（melatonin）的分泌，而褪黑激素有助于人进入深睡眠状态。

与其依赖闹钟的声音起床，不如使用能够自动发出亮光的床头灯。目前市场上有一种灯具，只要将它设定好，一到起床时间它便会自动亮起。如果没有这种设备，建议在睡前将卧室的窗帘微微打开，等天一亮时，就会有自然光照射到房间里来。

只要体温上升，大脑就会清醒过来

也可以利用体温的变动来唤醒大脑。**当体温下降时，瞌睡虫就会找上门；反之，当体温上升时，大脑就会自动苏醒。**因此，早上起床时先在床上动一动，如开合手掌、腰部向上挺直与放下等，这都是能让大脑清醒的好方法。身体将会因为这些小动作而开始变得暖和，体温也会渐渐上升，大脑的运动神经也会越来越活跃，大脑的清醒度也会得到提高。

只要开始运动身体，交感神经便会暂时性地高度活跃。接着，脉搏开始加速，血压上升，连体温也跟着上升。交感神经对于人类来说，就像是车子的油门踏板，是一种自律神经。如果想活化自律神经，最好的方法就是冲热水澡，它能让自律神经因为急速的温度变化而快速活化。假如无法冲热水澡，就试着用冰水洗脸，**冰水的刺激也可以有效提高大脑的清醒度。**

早上上网，有助于大脑快速清醒

平常可以在枕头附近放薄荷味的口含片，其香味与成分能有效提振精神。许多书中提到可以借由吃香蕉或巧克力，让葡萄糖进入大脑，进而让大脑更清醒。然而我想应该很难在早晨一睁开眼睛时，就立刻吃香蕉或巧克力吧！如果只是吃口含片，实践起来就容易得多。另外，**按时吃早餐也能有效帮助大脑快速清醒。**

目前，帮助早起的最强工具莫过于网络了。晚上上网有许多不好的影响，但是早晨上网却有许多好处。因为你会想早点起床检查邮件或阅读网络新闻，**明亮的屏幕可以帮助大脑快速清醒。**从今天开始，要不要试着一大早在网上向大家说声早安，或者在微博、微信朋友圈里发表感言等呢？将上网这些事从夜晚挪到早晨来进行，让网络唤醒你吧！

善用App，提高睡眠质量

最后，我们来聊聊有关App吧！例如 "Sleep Cycle alarm clock" "SmartSleep" 等，其功用皆为睡眠管理。只要将手机放在枕头边，"Sleep Cycle alarm clock"程序就能感应到用户当下的睡眠状态，并会在用户睡眠最浅时响起闹铃。睡眠质量不好的人可以试试看。只要设定好闹铃，"SmartSleep"程序就能够帮助用户记录下每天的睡觉与起床时间，帮助用户管理睡眠情况。大家不妨试试看。

让头脑在一大早就清醒的小秘诀

① 睡前将窗帘微微打开，以便早晨能让光线照进来。
② 起床后先动动手脚、扭扭腰、握握拳。
③ 冲个热水澡，活化交感神经。
④ 用冰水洗脸。
⑤ 在枕头附近放薄荷味的口含片，一睁开眼便含一片在嘴里。
⑥ 善用App以管理睡眠。

 医生的建议

　　一定要做到接触光线、动动身体及吃早餐，这3点可以让你的身体与心灵随时处于健康状态！

方法 5 早上晒太阳，晚上更好眠

睡前记得关灯，光线太亮容易导致睡不好

　　"一大早晒晒太阳，可以让人晚上更容易入睡，还有抗抑郁的作用。"看到这里，或许有很多人会开始露出怀疑的表情，但这是经过科学证明的。褪黑激素是由长得像松果状的大脑松果体（pineal body）分泌的。褪黑激素的分泌量晚上比白天多，因此褪黑激素又被称为睡眠激素。**早晨的光线可以促进褪黑激素的分泌。**

　　傍晚时分，褪黑激素的分泌量开始增加，在半夜时达到高峰。随着早晨的来临，褪黑激素的分泌量开始减少。由此可见，晨间的光线可以说是最安全的"安眠药"。褪黑激素在美国被当作保健食品来贩卖，只要食用适当，就能帮助自己换来一夜好眠。

　　晨间的光线会在12小时后发挥功效，在夜晚促进褪黑激素的分泌。因此，晨间光线不但可以唤醒我们的身体，而且可以间接帮助我们入睡。我并不鼓励大家一整天都要接触光线或晒太阳，如果晚上接触太多光线，原本规律的睡眠习惯可能会被打乱，有碍褪黑激素的分泌，令人无法安睡，睡眠变得很浅。因此，**如果能够在就寝前3小时让房间的灯光渐渐暗下来，就可以提升睡眠质量。**

假如你打算挑灯夜战，不妨将房间内的灯全部打开。但是，如果考虑到隔天早上的精神状况，就不太建议这么做。如果是年纪较大的人，一大早便接触光线也不太好，他们可能会因为光线早早就有犯困的感觉。**请记住，接触光线的时间，将影响你的睡眠时间与质量。**

在窗边阅读、上网，除了可醒脑外也能让晚上更好入眠

我们应该如何把光线的作用融入生活呢？应该如何调整自己的生活方式呢？

目前已经知道2500勒克斯（勒克斯的英文名为lux，是光照度的单位，其物理意义是照射到单位面积上的光通量）以

上的强光，可以调节褪黑激素的分泌量，让睡眠更有规律。

一般家庭窗户旁的明亮度虽然多少会因为窗户的朝向而有所不同，但是大都有2500～5000勒克斯。因此，养成早上在窗边阅读书报的生活习惯，也是一种摄取光线的方法。只要往屋内移动，明亮度便会降低。

早上最好能在室外晒2小时的阳光。假如无法在室外待满2小时，就尽量在室内接触光线吧！如果在家中上网，建议将电脑移到窗边，**太阳光和电脑屏幕散发出来的光线都有醒脑的功效。**

冬天的早晨一定要开灯，这有助于改变懒散的状态，提升活力

阴雨绵绵的早晨，如果没有开灯，室内会显得非常阴暗。**如果住在朝北或西边的房子里，或是住在天气较差的地区，请一定要在早晨将室内的灯全部打开，**好好地和光线共进一顿美味早餐。日照时间较短的冬季，人的活力通常会较弱，此时你若能将室内的灯都打开，你的心情就可能会变得更好。

在不能晒日光浴，却又想整天充满活力时，不妨每天晒1小时左右的"电灯浴"，将家里的灯开得最亮。当你觉得对生活失去冲劲儿时，就试着利用早晨的光线来提升自己的活力吧！

利用光线改善睡眠质量的方法

① 早上晒2小时的日光浴。
② 睡前3小时便开始减弱房内光线的亮度。
③ 养成早晨在窗边阅读书报的习惯。
④ 早上一起床便开启电脑。
⑤ 冬天或阴雨绵绵的早晨，记得打开房间的灯。

医生的建议

　　懂得控制光线，就能够获得良好的睡眠，及整天都觉得精力充沛，连心理都会更加健康！

方法
6

每天走路 15 分钟，
换来一夜好眠

无须吃药，运动是改善睡眠的特效药

被称为"医学之父"的古希腊名医希波克拉底认为，走路是人类最好的医药。从古希腊时代至今日，这句话并没有过时。不只是吃药和检查才有医疗作用，饮食、运动、睡眠等在医疗作用中也都扮演着十分重要的角色。

适度的肉体疲劳的确能够让人在晚上更易入睡。曾有多个患者跟我说，在活动量较大的日子，他们有时候忘了吃安眠药，但也能自然进入梦乡。时间充足及质量高的睡眠，对身体有益。通常我们都只在意运动所能消耗的热量有多少，却忘了运动对睡眠也是很有帮助的。

睡眠不足或质量不高，会让身体内部帮助瘦身、促进脂肪代谢的瘦蛋白（leptin）减少，还会抑制胰岛素（insulin）的分泌。当胰岛素分泌量减少时，人便容易患糖尿病。质量差的睡眠与肥胖关系密切。**即使从事再多运动，消耗再多热**

量，只要睡眠质量差，再怎么减肥恐怕都是毫无意义的。

运动会促使大脑分泌内啡肽，使人更有活力、更开心

运动可以让血清素、多巴胺（dopamine）等脑内神经传导物质的功能变强，还可以有效抑制不安与抑郁的情绪，让人对生活更有信心，有治疗抑郁症的功效。

曾有研究报告提出，运动可以提高大脑前额叶（prefrontal lobe，是思考及控制中枢，主管记忆、判断、分析、思考、操作等）的运作能力及专注力与认知力。因此，每当我感觉自己的灵感已用尽时，就会到健身房运动，活动筋骨。运动量达到一定程度后，人体会分泌内啡肽（endorphin），使人产生愉悦感。最新的研究也指出，运动会让额叶眶面（facies orbitalis，刚好位于两眼眼窝处的脑部）运作得更顺畅。

那么，我们应该做什么样的运动呢？这个问题其实没有正确答案，因为运动喜好与体力都是因人而异的，20岁和40岁的人不可能适合同一种运动。一般认为，散步或慢跑等有

氧运动能够让大脑常保清醒，让身心保持健康。

此外，维持心肺功能对健康有很大的帮助。为了能够过一个优雅美丽的"冻龄人生"，我们需要一定程度的肌耐力来支撑。但是，**睡前做肌耐力运动可能会导致睡眠质量变差，让睡眠变得更浅，所以建议不要在睡前做这类运动。**

1天15分钟的微出汗散步，可以改善睡眠

在工作日，最好的运动就是走路，而且必须走到脉搏跳动频率渐渐上升，甚至微微出一点汗的程度才行。**1天走15分钟就好，如果可以，1天最好走3~5次，这样很快就能看到效果。**

生活在大都市里，每天上下班的人，大概都有一定的步行量。早上上班时总是比较匆忙，建议利用下班时间稍微绕一下远路，走路回家吧！如果是以车代步的人，可以给自己多制造一些步行的机会。不管是去超市还是停车场，记得将车子停得离出入口稍微远一点，再步行过去。

周末等假日更适合多走路、到健身房运动或到公园散散步等，请为自己设置固定的运动时间吧！

让自己睡好觉的运动计划

① 1天3~5次，每次15分钟，进行稍微出汗的"轻散步"。

② 回家时故意绕远路或在前一站下车。若是以车代步的人，不如把车停远一点，制造走路的机会。

③ 适时安排时间做体操或肌耐力训练。

④ 睡前不要做容易导致肌肉疼痛的剧烈运动。

⑤ 放假时，多帮自己安排一些有益的运动。

医生的建议

就算是上班，也要忙里偷闲，适时地做些小运动。在假日里，安排自己做些有益的运动。请尽量为自己多创造一些运动机会吧！

方法

7

只是一夜没睡，真的没关系

睡不着别紧张，离开床反而能让自己放松

翻来覆去睡不着的夜晚着实让人难熬。在一项大规模的睡眠调查中发现，全日本竟然有高达21.4％的人有睡眠障碍。

睡觉前进食、饮酒、摄取含咖啡因的饮料等，都会影响睡眠。若想要一夜好眠，请大家戒掉这些不良习惯吧！但是，有些人即使没有这些习惯，到了晚上眼睛仍睁得很大，迟迟无法入睡。这个时候该怎么办呢？要继续躺在床上，努力让自己睡着吗？答案是——"NO！"

假如躺在床上已经超过30分钟，却仍然睡不着，请暂时离开床铺，到客厅或其他地方做深呼吸吧！只是做小动作，却有让人难以想象的放松作用。

不过，有一点很重要，就算走到客厅，也绝对不要把客厅的灯开得太亮，更不要上网。当然，酒精饮料或咖啡、红茶等含咖啡因的饮品也绝对不可以碰。假如真的口渴需要喝东西，**不妨喝点麦茶、花草茶等不含咖啡因的饮料，或较温热的饮品，以提高体温，帮助入眠。**

当天色渐渐明亮时，哪怕只是待在床上，也可以让身体得到休息。即使睡得很浅，身体也还是能获得适度休息的。最后，保持乐观的心情也很重要，请试着告诉自己："只是一个晚上睡不着而已，没关系啦！"

相信"船到桥头自然直"，焦虑感便会减少

不易入睡的人，通常都是个性较认真、做事一板一眼的人。请试着改变想法，告诉自己："隔天再多睡一点，把时间补回来就好了！"这种乐观的想法反而能让身体更放松，精神不容易焦虑。

虽然已有许多研究证实，睡眠不足可能导致记忆力或工作能力下降，但这只是实验结果而已。在现实生活中，**上天其实赋予了人类一种"修补能力"，较轻微的睡眠不足，是可以靠日后弥补的。**

　　"明天有重要的面试""如果不早点起床，会赶不上明天的既定行程"等，这些想法只会让你更焦虑，因紧张而眼睛大睁。可是，只要相信肾上腺素的力量，相信"船到桥头自然直"，不安感便会稍稍减少，身体就会渐渐放松。

　　假如你已经因为持续两星期以上的失眠而导致工作表现欠佳，那就要特别注意了。这时你可能正受到抑郁症或睡眠疾病的侵袭，请尽快求助于专业医生吧！

晚上翻来覆去睡不着时，不妨这样做

① 先暂时离开床铺，前往客厅活动。

② 泡杯温热的花草茶，放松身心。

③ 绝对不要上网。

④ 当天色渐亮时，请静静地躺在床上休息吧！

⑤ 告诉自己，睡眠不足不会影响隔天的表现。

 医生的建议

就算是浅眠，也能让身体得到休息，千万不要因为睡不着而感到焦虑。但是，若失眠问题已持续两星期以上，请尽快求助于专业医生。

方法 8

学会缓慢呼吸法，天天都能熟睡

呼吸越顺畅，人越不容易累

提到呼吸法，就不能不提到脐下丹田。脐下丹田并不像肝脏或肾脏是拥有实体的脏器，而是位于肚脐下3寸（1寸约等于3.3厘米）的部位。在瑜伽的发源地——印度，有一个名字叫作"生殖轮（Svadhisthana Cakra）"的部位，它是位于生殖器官附近的腺体中心，意味着生命能量的集结部位，和脐下丹田几乎是相同的地方。

如果呼吸时我们将注意力集中在脐下丹田，那么不管怎么用力，别的部位都不会因此而感到压迫。也就是说，**脐下丹田可以聚集很多能量，且这些能量不会对别处造成伤害。它是最重要的呼吸部位。**

从气息可看出一个人的精神与身体状况，而精神上的不安又会表现在身体表面。呼吸是让不安情绪无所遁形的一面明镜。恐慌症患者强烈不安时，其呼吸会变得杂乱无章，最后会引发换气过度综合征。因此，了解正确而适当的呼吸法，能让身心安定。

睡前深呼吸5～10次，放松身体，有助于快速入睡

很多呼吸法都标榜能够让实施者达到冥想、放松的目的，其共通点就是把专注力放在脐下丹田，加长吐气的时间。不妨以"3、2、15"的步骤，即按"吸气3秒""憋气2秒""慢慢吐气15秒"的顺序进行呼吸。

若以数字来计算呼吸次数，外界的杂音反而会进到脑海里。就算无法执行"3、2、15"的呼吸法，**也可以在夜晚入睡前进行5～10次的规律呼吸，这个小动作可以让入睡前的你放轻松。**将吐气时间拉长的呼吸法，可以让身体内如同车子油门角色的交感神经渐渐减缓运作，让扮演刹车角色的副交感神经越来越活跃。

深呼吸并不是一个不好的动作，但过度呼吸就不好了。假如像小狗一样总是张开嘴巴，伸出舌头，大口大口地过度

呼吸，体内的二氧化碳浓度就会降低。当体内的二氧化碳浓度降低时，便会出现手脚麻痹的现象，甚至如同先前说的，可能会出现换气过度综合征。因此，缓慢的、深长的呼吸才是最重要的。

不费时、不费力的呼吸训练，能缓解不安情绪

有一种能够自我控制、不用靠别人，几乎不受地点、时间影响的自律呼吸训练法，它是由德国精神科医生约翰内斯·施密特提出的。他发现被催眠者在被催眠时，仍然能够感受到手部的重量及温热，因此他主张如果可以将这种感觉作为一种自我暗示，就可以借此缓解心里的不安情绪，并唤醒身体。

自律呼吸训练法总共有5个步骤。请找一个安静的地点，避开刚吃饱或空腹的时间，将束缚身体的皮带或手环之类的东西自身上取下，即可开始。虽然效果因人而异，但这种方法可以使人身心安定。

自律呼吸训练法除了能够适时地消除疲劳之外，还能够改善身体的疼痛症状及过敏的情况，增强自我情绪控制能

力，减少冲动的言行。

呼吸不顺是疾病的警示信号

接下来，我们来聊聊医学上所说的呼吸吧！人类的两个鼻孔看起来似乎是左右对称的，可是里面的副鼻腔（鼻涕蓄积处）因人而异。

请试着用手指按住右边的鼻孔，只用左边的鼻孔做一次深呼吸；然后用手指按住左边的鼻孔，只用右边的鼻孔做一次深呼吸。哪一边比较顺呢？有鼻塞问题的人，请在睡前于较不通的一边点上通鼻药剂吧！

呼吸问题可能会引发许多疾病。过敏性鼻炎、花粉症患者可能因为鼻腔黏膜受到刺激而出现鼻塞、鼻涕，甚至失眠。冬季，这类患者更需注意要将通鼻药剂换成药效较强的药剂，有气喘问题的人也请随时注意呼吸情况。

被枕边人抱怨夜晚打呼声太大、白天也昏昏欲睡的人，患睡眠呼吸暂停综合征的可能性很高。虽然大家认为这种症状较容易发生于肥胖的中年男性身上，但根据临床统计，也有下颚较小的年轻女性患这种疾病。假如担心自己会患上此病，建议尽快找专业的睡眠医生做咨询。

自律呼吸训练法步骤大公开

① 靠坐在沙发上，或躺在床上，或躺在地板上，让心情放松。

② 慢慢地依次感觉右手较重、左手较重、双脚很重，用时 3 分钟。

③ 慢慢地依次感觉右手较温热、左手较温热、双脚温热，用时
3 分钟。

④ 意识到气出入的部位，如喉咙、鼻子、嘴巴、胸腔、腹部
等。请不要勉强加快自己的呼吸频率，先自然呼吸 3 分钟。

⑤ 最后以上拉背部及伸展动作结束。

医生的建议

　　试着将呼吸与身心结合，请尝试一些能够让自己放
松的呼吸法。呼吸越顺畅，疲劳消除得越快。

容易失眠？睡前泡澡有助于睡眠

泡水温为 38 ~ 40℃的热水澡，放松身心最有效

最近，似乎有越来越多的人不喜欢在浴缸里泡澡了。其实包括我自己在内，也悄悄地变成了"在早上淋浴"。可是，泡澡其实是一件很享受的事。**睡前泡热水澡、半身浴、足浴等，能让身体变得暖乎乎的，从而可以提升睡眠质量。**

泡澡能够让身心放松，尤其是在晚上，泡个热水澡（水温为38~40℃），有助于消去一天的疲惫。为什么热水澡能够让我们的身体进入放松状态呢？

泡半身浴能放松筋骨，赶走疲惫

过热的泡澡水会增强交感神经的作用，促进体内肾上腺素分泌，而肾上腺素分泌过多会使血压上升，心跳加速。姑且不论泡热水澡消除疲劳的功效，当肾上腺素分泌过多，

让身体处于备战状态，让身体意识到"接下来要准备工作"时，身体怎么可能放松呢？

我虽然也是淋浴一族，但是在值班的当天早上，一定会泡个热水澡，将身体的脏污洗净，赶走所有疲劳。假如你也是淋浴一族，请每周至少找一天泡个暖乎乎的热水澡吧！

假如觉得泡全身浴会比较累，也可以改泡半身浴。**泡半身浴时，请将水温控制在38～40℃，时间控制在20～30分钟。**泡半身浴的优点就是不会给心脏及肺部增加太多的负担，哪怕是一个已经筋疲力尽的人，也能轻松泡澡。把自己交给浴缸，放松全身筋骨，或者来个经济又实惠的足浴也不错。

泡澡可以让身体维持温热，有助于睡眠

请各位回想下住温泉旅馆时的情景，几乎所有人都是在下午4点左右抵达旅馆，接着便立刻冲向温泉池。因此，**先泡澡再吃饭，是最健康的养生方法之一。**

建议平常工作十分辛苦的你，买些入浴剂来犒赏自己。假如想运用芳香疗法，不妨购买些市售的芳香精油，如薰衣

草、洋甘菊或檀香等。入浴时将精油滴在浴缸中，可以起到放松身心的作用。

在睡觉前泡澡必须注意的是，从浴室出来后，别让体温下降得太快。同时，要注意不玩电脑和游戏机等物品，等待1小时左右，让身体渐渐习惯室温后再入睡。这样能消除疲劳，也有助于睡眠。

能一觉睡到天明的泡澡秘籍

① 水温为38~40℃。

② 简单的半身浴或足浴已足够消除身体的疲劳。

③ 将薰衣草或洋甘菊等芳香精油滴入洗澡水中。

④ 泡澡后不要让体温下降得太快。

⑤ 泡澡后不玩电脑或手机，好好休息最重要。

 医生的建议

　　泡澡后的1小时内，可做一些让自己放松、休息的活动，这样有助于快速入睡。

第 2 章

失去冲劲儿？
找回动力的 11 种方法

对任何事都没兴趣，极可能是累过头了

方法 1

冷静 10 秒钟，
先做最重要的 3 件事情

很多事情堆在一起时，不妨先选择最重要的来做

"心灵的内存容量不足"，会使身体出现什么样的症状呢？

一间餐厅，突然涌入许多顾客，接着所有顾客都在同一时间下菜单，那么不管是服务员还是厨房人员，都会应接不暇吧！当我们将所有必须要做的事情集中在同一时间做，工作量超过了自己的负荷时，我们的做事效率和能力便会因此大打折扣。

当我们启动电脑时，假如同时开启杀毒、邮箱、动画制作等软件，电脑的处理速度就会变得缓慢。这是由内存不足造成的，和电脑主机内部的中央处理器（CPU）及硬盘无关。那么，内存不足的现象会发生在人类身上吗？会，而且可能性极高。

在短期记忆当中，有一种记忆叫作工作记忆。密码的背诵、做菜的顺序等，或者将某种信息短时间内放在大脑里处理，这些都是由工作记忆掌管的。工作记忆由大脑的前额叶主宰，而"工作内存"就是我们人体的"心灵内存"。

同时思考太多事情，会让大脑"死机"

当我们东想西想，让大脑过度思考时，工作记忆的"内存"将可能被塞满。如明天必须要交的报告与文件、下周出差前的准备工作、照顾老家父母的琐碎事或小狗生病等，每天要让大脑思考的事情实在是数不胜数。然而，**当我们将这些事情挤在一起，让大脑在同一时间思考时，大脑会无法正常运作。**

抑郁症患者在状态极差时，工作记忆能力会下降。老人则多因为工作记忆能力降低而常被误诊为得了阿尔茨海默病（俗称老年痴呆症）。即使是年轻人，也可能因为工作记忆能力低下而悲观地自怨自艾，以为自己是笨蛋。

把要做的事情按轻重缓急写下来，先做最重要的3件事情

当电脑内存不足时，我们可以买内存条来扩充，但这招可不能用在人类身上。想加快电脑的处理速度，可以关闭几个软件。同样，如果想让心灵内存留有空间，就必须清除几件在大脑中的待办事情。请将你的待办事情按轻重缓急排出先后顺序吧！

首先，请将你在意的事情写在纸上。接着，请将这些事情缩减为5件或10件，并依照事情的轻重缓急，以1～5或1～10的顺序将这些待办事情排序。然后，请先做最重要的3件事情。

下定决心让自己在此时变成一个"目光短浅"的人，也不失为一种好方法。故意将自己的视野缩小，只做今天能够做的事情，并尽力地完成，或选择制作文件等简单且能让自己获得成就感的事情。小小的成就感可以促进大脑多分泌一些能让人开心的物质，如多巴胺。因此，可别小看这种小小的成就感。

一个常被大家称为精英的人，除了埋头苦干之外，还会持续不断地努力，这也是他成功的最主要原因。当我发现自己想太多，渐渐失去自我时，便会不自觉地想起西川清先生（日本最大的停车运营商、汽车共享服务Park 24的创办人）的一句名言：从小事情做起，凡事都要脚踏实地去做。

熟睡对工作记忆很重要

前面曾提到人类的心灵内存无法扩充，但有一种方法可以让心灵内存留出空间，那就是睡眠。曾有研究指出，需要工作记忆的大脑操作系统在人体睡着之后快清醒时更活跃。**因此，熟睡对工作记忆来说是很重要的，每天至少保持6小时的睡眠时间是最理想的。**当手边的工作多到让自己喘不过气、不知从何着手时，先试着将待办事情按轻重缓急进行排序吧！接着，请从眼前最重要的3件事情开始做起。

面对眼前堆积如山的事情，一时无法理出头绪时，你往往已经开始急躁了。为了稳定情绪，不妨告诉自己："现在只想这件事情，冷静一点！"找出10秒钟的空当，然后慢慢整理情绪。

事情太多时，不妨这样整理情绪

① 将大脑里正在思考的待办事情，按轻重缓急进行排序。

② 专心将今天能做的事情完成，并先做能令人产生成就感的事情。

③ 无论多忙，每天都要保证睡足7小时。

④ 给自己10秒钟的时间，对自己说："冷静一点。"

 医生的建议

　　当大脑启动时，若心里的烦恼过多，也会导致心灵内存不足。不要同时想太多事情，先从眼前能处理的事情开始做起吧！

用大脑科学开启动力开关
把截止时间公开，有压力才会有动力

　　有时候难免会没来由地对生活或工作失去兴趣，正在看着本书的你，应该也出现过这种情况吧？眼看期限要到了，却提不起劲儿完成眼前的工作，时间在慢慢地消逝。有没有什么好的方法可以让自己充分把握时间，而不浪费一分一秒呢？

　　只要能够唤醒体内的动力，应该就能主动完成任务。那么，该怎么做才好呢？秘诀就是——在唤醒体内的动力前，先充分了解大脑中与动力相关的系统构造吧！

依次完成任务，成就感会刺激大脑，令人有动力

　　我们先从大脑科学角度来做解说。影响人类动力的最关键物质是大脑中的多巴胺。你是不是也曾有过下面的经历？

原本极度不想碰的打扫工作或该看的书，结果开始进行后，竟然越做越起劲儿。关于这种现象，我们可以从大脑的伏隔核（nucleus accumbens，也被称为依伏神经核，是一组波纹体中的神经元，在大脑的奖赏、快乐、笑等活动中起重要作用）的特征开始说明。刚开始打扫或看书时，多巴胺尚不多，但持续打扫或看书后，多巴胺的分泌会变得相当旺盛。

为了让多巴胺发挥作用，最好先将一天内的待办事情列成一张执行清单。假如能够清楚地将待办事情条理化，就不用经常思考与问自己："今天该做什么事？"同时，也可以让完成事情的成就感刺激大脑的回馈系统，让自己有动力，并告诉自己要再加油。请多利用手机或电脑制作执行清单吧！将它们写在纸上也是可以的。

让自己有紧张感，也能激发动力

故意让自己感到不安也是一种激发动力的好方法。假如手上有该完成的事情，请先着手完成一部分吧！这么一来，你的心就会经常悬在半空中，认为自己还有未做完的事情，大脑便会驱使你加快脚步去完成。这样可以促进与不安感、强迫感有关的血清素的分泌，让人有动力。

此外，也让自己有一点紧张感吧！假如待办事情没有设定完成截止时间，请自行设定一个。假如该事情已设有完成截止时间，不妨将这个时间告诉同事或朋友等，借由别人的监督，给自己一些压力。这是一种对自己施压的提振方式，这种压力也可称为同侪压力（即同事、同学或朋友给自己施加的压力）。

体温高的时候，最有动力

身体的状态也十分重要，大脑的运作与一天的体温变化有密切关系。当人睡着时体温会变低，在起床前又会慢慢开始上升。**体温渐渐上升的时段是开始做事的最好时机。**

明明知道有事情该完成，但就是提不起劲儿，往往都是到了晚上才开始动工。我想大家应该都有过这种经历。这种豁出去的气魄也是很重要的。不过，常常以豁出去的气魄完成待办事情，容易让人产生焦虑感。建议大家平常给自己施加一些压力，这样才能在截止时间前顺利完成任务。

激发动力，一鼓作气完成任务的秘诀

① 制作执行清单，一做完便立刻删去已完成的事情。

② 执行任务时，只先完成一小部分，用紧张感督促自己。

③ 向大家宣告完成截止时间，故意为自己制造压力。

④ 体温较高的白天，是执行任务的最佳时机。

 医生的建议

　　成就感能促使身体多分泌多巴胺，让人有喜悦感和动力。回顾成就，牢记经验，慢慢地往下一个目标前进吧！

不安、焦躁的情绪，如何消除

帮情绪找出口，动一动、诉苦都能缓解压力

明明没什么烦心事，却觉得胸口闷闷的，你是否也有过这种经历呢？有时候很难用语言描述自己当下的感受，但就是觉得闷闷不乐。这时候，最常听到的话就是"总觉得胸口闷闷的""胸口这边重重的，有压迫感""就是耐不住性子"等。假如让我来解释，我会将这种情绪反应解释为不安。

当内心感到不安时，自律神经就会变得活跃，身体也会出现一些症状。请想象自己在众人面前演讲的样子，站在台上的自己，一定很紧张。因为紧张而身体表现出来的症状就是由自律神经失调导致的，如脸部及手部会大量流汗、心跳加速、呼吸变得急促、手或声音开始发抖、突然肚子不舒服而想上厕所等，都是其常见的症状。

胸闷也是一种由身体发出的警示信号，假如放任不管，任由症状加剧，将会造成心悸。自律神经由扮演油门角色的交感神经与扮演刹车角色的副交感神经组成，**当交感神经的活跃度比副交感神经高时，人就会产生不安的情绪。**

自律神经遍布肠胃、心脏、支气管与肺、皮肤汗腺等，管理身体内的所有脏器，且它们是非人体意志可以控制的神经。可以说比没有人能够控制自己要不要流汗或何时不拉肚子等，这种无助感会让我们越来越不安。

情绪需要出口，吐苦水能释放压力

感到胸闷时该怎么办呢？深呼吸及闭目养神可以增强副交感神经的作用。**一般来说，放松身体能起到稳定不安情绪的作用。**

"总觉得胸口闷闷的。"——追溯产生不安情绪的原因时，即使无法找出具体的原因，也可以知道当事人担心的事情。如自己或家人的未来、健康、工作等，都是烦恼的根源。参加小孩子的家长会、宠物生病、买的东西迟迟未寄到等，这些在别人眼中属于鸡毛蒜皮的小事，都是造成当事人不安的因素。

为了避免想太多，不如多向别人吐苦水吧！虽然这种方法很传统，却是最好的方法。面对不安的情绪时，擅长对别人吐苦水的女性和一个心事从不向外倾吐的男性相比，前者更能够处之泰然。

向别人吐苦水时，如果能以正面的态度取代攻击与批判的态度，不但不会在倾听者的心里留下坏印象，还能真正达到缓解压力的目的。

找些简单的事情做，转移注意力便能消除不安感

找个喜欢的空间，喝杯自己喜欢的饮料，聆听悦耳的音乐等，这些放松方式虽然已是老生常谈，但是其作用不能小看。在没有镇静剂的年代，音乐能缓解不安的情绪。另外，如动动身体、尝试做其他事情，也可以起到缓解不安情绪的作用。打扫房间或整理桌子、收邮件等也可以产生同样的效果。请多做一些轻度的活动吧！

动动身体，可以拉长你与不安情绪之间的距离。请不要以为不安的情绪只是小小的身体反应而忽略了它。动动

身体等小动作可以让大脑的运动联合区（motor association cortex，主要掌管复杂性运动的协调，如舞蹈）与小脑掌管运动的部位变得较活跃，进而减少不安情绪。假如你无法做到什么都不想，请试着做一些较轻松的事情吧!

消除不安情绪的小秘诀

① 闭目养神，用手指轻轻按压眼皮。
② 喝一杯喜欢的饮料，聆听最喜欢的音乐。
③ 利用打扫或整理桌子等较轻松的工作转移注意力。
④ 以正面的态度向别人倾吐心中的苦水。

 医生的建议

想稳定自己的情绪时，请先深呼吸! 为了消除不安的情绪，不妨做些简单的工作来转移注意力。

方法
4

生气时，如何控制怒气
先深呼吸，换个想法能摆脱负面情绪

愤怒的行为和不悦、不开心的情绪间有很深的关系。当在地铁上看到吵闹的醉汉时，大家应该都会感到不高兴吧！如果只是冷静地劝阻对方也无妨，但是，假如大骂对方"喂！你这个酒鬼，给我安静一点！"后便出手殴打对方，就表示你的自制力是有问题的。

自制力由大脑的前额叶所掌管。前额叶位于大脑的前部，主要掌管记忆、判断、分析、思考、操作等，这些是上天赋予人类的功能。

对41位杀人犯的大脑进行研究后发现，犯人们位于大脑右侧的杏仁核较活跃。更重要的是，他们的前额叶功能较弱。**当前额叶的功能减弱后，人便容易陷入抓狂的状态。**这个事实也在其他许多研究中得到证实。

大脑科学家表示，抑制愤怒情绪的能力是因人而异的。因大脑功能、化学物质、遗传基因不同，每个人的情绪控制力有所差异。可是，人类必须借助学习与经验，控制愤怒情绪。

不钻牛角尖，客观思考，能控制情绪、保持冷静

不悦的情绪是由"认为自己正确，别人犯错"的想法所致。世界上没有绝对正确的事，假如能常保客观之心，就不会一直让不悦的情绪在心中蔓延。假如真的很难让自己保持客观立场，那就适度使用一些负面想法来解脱吧！告诉自己"反正做什么事都不会顺利"，让自己不再为某件事情钻牛角尖，站在事情的框架外客观思考。

许多精神科医生在临床诊治工作中，常可看到患者因为工作而感到愤怒。患者多从焦躁不安开始，逐渐演变为过度兴奋与有暴力行为。这个时候，精神科医生不会将该患者在愤怒时所做的行为视为他的个性特质，只将它诊断为症状之一。将症状或者问题客观化的过程非常重要。一旦出现意外情况，就让所有情绪倾巢而出，使愤怒达到顶点，这样只会让负面情绪不断蔓延。

当我们感到愤怒时，除了客观化以外，我们还可以尝试以下行为。**第一，再次确认自己的目标。**愤怒是迈向目标的最大绊脚石，当你感觉自己的自制力开始下降时，请再次询问自己，当下最想达成的目标是什么。**第二，巧妙地让对方知道自己很愤怒。**当我们气得全身发抖时，实在很难冷静行事，因此有必要让对方知道自己正在生气，这也是一种沟通方式。

避免正面冲突，引发争执

同时，还有以下 3 点希望大家能够尽量避免。**第一，尽量避免正面冲突。**当彼此的愤怒情绪都已达到顶点时，任何沟通都会造成更大的冲突。**第二，不要以过高的标准要求对方。**尽量不要对别人提出过高的要求。**第三，不要单方面地责备对方。**请多站在对方的立场着想，当一个好听众也是沟通中很重要的一环。

学会控制大脑杏仁核，便能缓解愤怒的情绪。讨厌生气的自己，又不想看到自己丑陋的嘴脸时，就前往下一个目标位置，继续学习吧！

愤怒时，让自己冷静的方法

① 上厕所、深呼吸、喝杯茶等，稍微休息一下。

② 回想自己想完成的事情，再次确认目标。

③ 降低对别人的期待值，适度地运用负面想法。

④ 愤怒只是暂时性的症状，不需要花太多力气去控制。

⑤ 避免与他人正面冲突。

⑥ 愤怒时也请冷静，聆听对方的说法。

 医生的建议

　　人只要累了，大脑中的杏仁核就会变得活跃，导致情绪焦躁不安，同时还会造成抑制愤怒情绪的前额叶功能减弱。大脑的运作系统会使人在过度劳累时，更容易产生愤怒的情绪。

方法
5

完美主义的你，累了吗

降低标准，不妨先将烦人的事放在一边

"将烦人的事暂时搁在一边"是德国现象学之父胡塞尔的名言。我个人认为这句话的意思是："追求事物的本质固然重要，但我们无法百分之百掌握。"与其在烦恼中寻找答案，不如先接受事物原本的样貌。

现象学是一门很难理解的学问，但是"将烦人的事暂时搁在一边"却是浅显易懂的。只要将心中在意的事情暂时搁在一边就可以了。然而，接受事物原本的样貌实在不容易做到，甚至有点困难。

每个人都有自己特别在意的事情，如工作、家务事或和自己有关的事等，我们不时地围绕着这些事情打转。地板上的灰尘、餐具的摆放等，在别人眼中极细微的小事，对于某些人来说却是大事。过度认真的个性有好处也有坏处。

这种个性的特质是有点强迫症，这类人被喻为"一板一眼大王"。然而，**凡事过度一板一眼，心也会因为受不了自己的吹毛求疵而感到疲惫。**虽然话这么说，但要是故意强迫自己不在意眼前的事，反而会增加不安感。

转移注意力，思考别的事，将烦恼忘掉

"明明知道自己这么做很可笑，但不多洗几次手就感觉怪怪的。"——像这种因为强烈的强迫观念与强迫行为而导致日常生活出现不便的人，就是强迫症患者，需要接受治疗。

让原本根深蒂固的固执观念发生改变，实在不是一件容易的事。首先，你必须知道自己是不是一个常过度思考小事的人。如果你常被别人形容为做事一板一眼的人或完美主义者，那就表示你拥有这种特质。

即使有烦恼，也先将它们搁一边，用大约3分钟的时间，想想别的事情。假如你的大脑空间经常被工作占据，不妨自告奋勇地替同事们策划其他事情吧！**将烦恼丢掉，利用原来的烦恼时间思考别的主题，如此一来，大脑空间便会被其他事情填满。**为了转移注意力，思考主题最好是旅行或美

食等内容。有强迫症的人很擅长将固定的事物处理方式或思考模式套用在别的主题上，让每个主题都模式化。

那么，要怎么做才能让自己接受事情原本的样貌呢？怎么做才能将烦恼都先搁置一旁不管呢？"想法或行动都不要过度，只要能掌握约八成就够了！"——保持这种态度也是一种应对完美主义的方法。

试着降低标准，凡事做到八成就好

著名的帕累托法则，又称80/20法则，是一种告诉大家在众多现象中，80%的结果取决于20%的原因的经济理论。例如，最新型的电视机虽然具备许多功能，但是我们只要能记住其20%的功能，便等于掌握了其80%的功能。因此，剩余的80%的功能就算不了解也没关系。事实上，只要会用20%的功能就能感到满足，便会察觉一切都是因为自己想太多、要求太多及担心太多罢了。假如能够试着将剩下的80%先搁在一旁不管，就能够从完美主义中"毕业"。放松心态是最重要的。

先前谈到的强迫症的治疗方法是行为疗法。例如，原本常要花15分钟上厕所，这星期便限制自己，将上厕所的时间降为10分钟，下一周再降为5分钟，阶段性地修正自己的行为。**先用80/20法则降低标准，再检查自己的行为，这样就能让自己即使要求事事完美，也不会因此而吃足苦头。**

让完美主义者不再固执的秘诀

① 只需要3分钟，先思考别的事物，让自己从在意的事情中脱离出来。

② 满脑子都是工作的人，请利用3分钟想想休假或旅行的计划吧！

③ 告诉自己，凡事做到80％就可以了。

④ 只要抓住20％的重点，就等于掌握了80％。

 医生的建议

　　如果心里一直挂念着某件事，不妨想着"做到八成就好"，轻松面对及处理，别让过多的担心成为心灵的垃圾。

方法 6　放慢说话速度，能消除焦虑

别太着急，待办事情要控制在 5 件以内

忙碌的日程让生活充满了焦虑，身边总围绕着许多待办事情，比如每天必须完成的工作、家务事、杂事等。被时间追着跑的同时，时间管理也变成了一项工作。就连我也常常会突然陷入不安，担心自己是否有什么事情还没做。

前文跟各位介绍过，可以利用执行清单来检查自己每天的待办事情。将必须完成的事情列入清单，完成之后便在清单上做记号。将应完成的待办事情列成清单，可让一天的计划一目了然，人也会因此感到安心。可是，清单上过多的待办事情可能会让大脑再次陷入思考。所以，请认真思考该事情是否真的需要在当日完成，**尽量将待办事情控制在5件以内**。

此外，也可试着将不需要于当日完成的事情，或非紧急

事情列成一张缓冲清单，以缓解焦虑的情绪。将不着急完成的事情一一列出，不但可以再次确认自己的本意，而且能缓解不满及不安的情绪。以我自己来说，我会把轮值工作写在缓冲清单里，这样做虽然无法让我真的摆脱轮值，但至少可以让我提前感受到把工作交给其他人时的轻松愉悦感。

急事与电话总是在我们赶着做某件事的时候来。**当我们着急的时候，反而需要放慢脚步。请试着去除周围的杂音，放慢说话的速度。**动作太慢，可能会让你看起来有点滑稽，但是请你别因此就惊慌失措。

感到焦虑时不断告诉自己要冷静、放慢脚步

当我们处于焦虑状态时，交感神经会变得更活跃，神经传递物质去甲肾上腺素（norepinephrine）也会变得较活跃，同时脉搏和呼吸速度也会加剧。若过度焦虑，注意力与专注力会变得散漫，出错率就会升高。

这时候，我们必须掌握时机，提醒自己慢下来。在职场上碰到突发状况时，焦躁的模样容易让人感到不安及厌恶，甚至会给人留下不好的印象，搞不好别人还会因其他烦心事

而迁怒于你。不妨深呼吸，让担任刹车角色的副交感神经活跃起来。这也不失为一种好方法。

当我们焦虑的样子映在对方的镜像神经元时，对方也会因此处于未放松的状态。别忘了，焦虑是会引起连锁反应的。

试着告诉自己："冷静下来吧！""冷静"这两个字就是在告诉我们要"冷却"自己焦虑的情绪，并静下心来。我们无法立即改变心的模样，但可以借由改变行为，让自己放轻松并以慢节奏生活。

感到焦虑时，能让自己冷静下来的方法

① 把不想做的事情或不急的事情列成一张清单。

② 越着急时，动作越要慢。

③ 放慢说话速度，力求话尾发音圆滑、清晰。

④ 不断地告诉自己要冷静。

 医生的建议

　　自己焦虑的模样与行为会影响别人。不小心陷入焦虑时，请先试着放慢脚步吧！

方法
7

事前做好准备，别太在意失败

紧张不可怕，冷静能克服一切

想想身边的一些事情，会让人紧张的场合大概可分为三种。第一种是做简报或婚礼致辞等，需要在不特定的很多人面前说话；第二种是和重要的人说话，如和喜欢的人表白、与重要客户交涉、对上司报告工作进度等；第三种大概就是拉业务的时候，这时的紧张感不是源自与陌生人交谈，而是源自不知道什么时候能成交。假如从事与安全管理相关的职业，如警察、保安或医生等，这种紧张感就会如影随形，24小时跟着当事人。

不管哪一种，当我们感到紧张时，这种情绪会直接影响自己并造成伤害。当大脑的杏仁核感受到"战斗"反应时，会本能地试图排除这种危险，接着，人体会面临要继续战斗或逃脱的抉择。出现这种反应时，去甲肾上腺素会开始运作，交感神经系统也会变得活跃，从而导致心跳加速、汗水直流。因此，不妨好好利用本能反应，从紧张中逃脱吧！

别在意他人的眼光，冷静是克服紧张的良药

面对第一种紧张场合时，**最好的逃脱方法就是做周全的准备。** 某些做报告的人虽然已经习惯这种场合，但还是会紧张。因此，最好不要临时抱佛脚，不要在最后一刻完成发言稿。建议提前准备内容，反复练习，准备越充分，自信心越强，紧张感自然就会消失。

"我都会提前做好准备工作，但还是会感觉紧张……"这样的你，不妨试着从观众的眼光中逃脱吧！请仔细回想一下，你的心里是否总牢记着别人的失败经验呢？其实大家并没有那么关注你，因此不需要过度在意他人的眼光。

接下来要讲的是第二种紧张场合。我想，世界上应该没有人在向心仪的人表白时能不紧张吧？不管准备得多么充分，等真正上场时，很多人的大脑都会顿时一片空白。这是正常的反应。在商场上交涉时，或面对客户无预期的要求时，也难免会手足无措。

和重要的人沟通时所产生的紧张感，是一种为了不让自己受伤而出现的自我防卫反应。去甲肾上腺素变得活跃，反而能激发出自己也不知道的潜能。相信自己的能力，就可以自信地处理好事情。**不断地反复告诉自己要冷静，便能让自己稍微冷静，冷静有助于克服紧张感。**

第三种因等待而衍生的紧张感，和其他紧张感不一样。第一种和第二种场合所产生的紧张感并不会持续太久，而第三种待命式的紧张感在没有事情发生时，不会对人体造成威胁，但是只要手机一响，身体就会进入备战状态。

无须待命时就要放松，上网、听音乐能消除紧张感

做业务的人常会自豪地说："我还在等客户的回应，在对方还没表态时，我有很多时间。"然而，这样的人只要一接到客户电话，其正在做的事情往往都只能完成一半。这么一来，很容易让当事人开始讨厌自己。

若是从事待命性质工作的人，不妨以听音乐、上网等活动来打发时间，不要做无法弹性安排时间的事。这也是一种

巧妙的逃脱方式。长时间的紧张感会让自己身心疲惫，故待命之后要记得让身心充分休息。

摆脱三种紧张感的技巧

① 面对大众发言时，尽量提前做好充分的准备，告诉自己"即使失败也没有关系"。
② 和重要人物对话时，相信自己，不断提醒自己要冷静。
③ 从事待命型工作时，有效地运用待命时间做事，不要太贪心。

 医生的建议

　　运用人体自然的逃脱本能，帮助自己轻松做事。凡事不要太勉强，留点空间，善待自己！

方法 8

一大早就抑郁，
不想上学或上班，怎么办

一日之计在于晨，多鼓励自己，不要苛责自己

在公司或学校看上去很开心的人，不一定保证能快乐地工作或上学，他们可能会由于自己或上司、同事、同学的异动及环境的改变等而转换心态，尤其是职场霸凌或性骚扰等，让越来越多的人受其困扰。

事实上，有很多人因为某些原因，就算在职场或学校受了委屈，也无法对别人诉说，只能拥着棉被哭泣、入睡。假如遇到校园或职场霸凌，绝对不要独自烦恼。**就算认为外界帮不了自己，也请鼓起勇气向心理医生发出求救信号。通过与他人共享烦恼的做法，再次确认自己的想法、情绪，从而找出解决方法。**

早上体温低，此时最不想动

有些情况是，即使问题并不严重，但自己就是不想上班或上学，觉得早上钻出被窝实在是太困难了！虽然已经清醒，但就是不想动。就算是下午或晚上才要上班，却在当天早上就陷入了抑郁的状态。

根据生活方式的不同，人类大致可分为"早鸟族"和"夜猫子"两类。前者从一大早开始便元气十足，后者要到傍晚才渐渐开始增加活动量。就实际经验来看，大部分人的生活方式受基因与生活环境的影响。一个很难在早上出门工作的人，通常属于"夜猫子"。

虽然很难踏出第一步，但是只要到达目的地后，便能慢慢地恢复动力。为什么呢？因为早上刚起床时，体温正在持续上升中。**体温的高低与活动量的多少具有相关性，因此刚起床时，真的很难提起劲儿工作。**

"刚起床时真的没什么动力，但是过了一会儿，就开始恢复元气了。"——这是十分正常的现象。早上无法起床出门工作的人，不妨从调整生活方式开始吧！

依照自己的作息，选择最好的生活方式

经常有人问我，是否应该努力让自己变成"早鸟族"？假如条件具备，改变的可能性极大。因此，只要能够让自己持续早起，生理时钟自然会让自己习惯"早鸟族"的生活方式。

即便如此，转变的效果是因人而异的。假如认为自己不适合"早鸟族"的生活方式，不妨将作息时间调整为适合自己的。不管是哪一类型的人，只要选择适合自己的生活方式就可以了。不要太苛责自己，试着接纳自己吧！

这样做，早上一定有活力

① 养成在固定时间起床的习惯。

② 人体有自愈的功能，给身体一些时间，就能重新找回动力。

③ 生理时钟因人而异，不要和"早鸟族"做比较。

④ 好好珍惜自己最有元气的时间。

 医生的建议

　　早上总提不起劲儿工作、上学，是一种自然的现象。早上总是起不了床的人，请告诉自己"早晨是一天活动的准备阶段"。不要太苛责自己，不要给自己过多压力。

方法

9

大哭一场，赶走负面情绪

不过度压抑自己，该笑就笑，该哭就哭

　　控制情绪的秘诀就是，不要过度压抑喜、怒、哀、乐，适度释放情绪。特别是喜悦和快乐，如果能够将这些正面情绪与大家分享，就更好了。感到开心和高兴的人，最大的共同点就是笑。**笑有治愈身心的效果，这已得到许多研究的证实。**

　　日本群马县脑神经外科医师中岛英雄对脑梗死患者与笑之间的关系做了研究。他发现，如果患者听了相声后大笑，患者脑部的血流量会增加。也有报告指出，笑可以增加免疫系统中一种叫作自然杀伤细胞（natural killer cell，NK）的数量，能让消灭癌细胞的淋巴细胞的作用变得更强。此外，笑也能促进大脑分泌具有镇痛作用的内啡肽，内啡肽有抑制疼痛的作用。

以最单纯的观点来说，笑的功效是无法量化的。笑是一种完全使用脸部肌肉的情绪表现，笑的时候必须用到脸颊与嘴巴周围的肌肉，如口轮匝肌等，否则会笑不出来。**此外，活动表情肌也能让血液流动更通畅。**

笑的疗愈效果是广泛且有效的，重视和家人团聚、出游的时间，多与朋友聊天、看电影等，多到能够启动自己大笑开关的地方走一走吧！与其一个人笑，不如大家一起笑，一起拥抱健康。

令人舒服的微笑，是沟通的润滑剂

笑容也是强大的沟通武器。当事业遇到瓶颈时，能够收起苦瓜脸，以笑容面对问题的人更值得尊敬。搞笑的艺人比冷漠的帅哥更受女性欢迎，这就说明现在的人都是喜欢笑容的。

除了看搞笑节目时的开怀大笑之外，令人舒服的微笑，也是人际交往中不可或缺的。爽朗的笑容让你忍不住买了原本不想买的东西、接下不太想做的工作等，我想大家都曾有过类似的经历。令人舒服的微笑，不但能使自己与周遭的人建立良好的关系，还能让自己处事不惊。

微笑是可以练习的，其秘诀就是将嘴角微微上扬，微露几颗牙齿，请务必在镜子前面试试看。生活里笑声越多越好，但有时候，以哭泣来释放悲伤情绪，也是正面的。与其压抑悲伤，不如大哭一场，这样反而能够让心情变好。尤其是在遭遇失恋、家人或宠物去世的悲伤事件时，只有借由哭泣将负面情绪从心里去除，才能够重新出发。

让自己大哭一场，以发泄负面情绪

我们通常不会将愤怒的情绪向外扩散，**但哭泣可以，尽情地哭泣可以达到净化情绪的效果。** 净化情绪指的是净化心灵，即消除内心堆积的负面情绪。将苦恼与愤怒的情绪释放后，心灵也能获得安宁。许多人在大哭一场后，更能保持冷静。

电影等的感动场面中，主角常流下感动的泪水，这一幕也可以让我们原本急躁的情绪获得舒缓。这时，你可能因为电影中感人的场面而让潜藏已久的情绪溃堤，百感交集，跟着主角一起泪流不止。

将平常压抑至连自己都没有察觉的情绪发泄出来，可获得最好的净化效果。很久没流下感动泪水的你，要不要在周末到电影院看场电影呢？因为看电影是最容易做到的事情，同时也是最能够感动人心的娱乐活动。

令人有好感的笑容的训练方法

① 眼睛只看天花板和地板，再按顺时针方向转动眼珠。
② 以鼻子为中心，将脸向中间挤压，接着睁大眼睛、张大嘴巴。
③ 将嘴唇上下左右动一动。
④ 拿一根筷子，用上下门牙轻轻咬住，练习将两侧的嘴角往上提。

 医生的建议

　　笑不只对自己好，对他人也有某种程度的疗愈效果。流感动的泪水可以释放累积已久的压力。

方法 10 以别人的方式思考自己的烦恼

烦恼多是自找的，换种方式看事情吧

　　世界上应该没有人完全没烦恼吧！"烦恼"两个字说来简单，其实每个人烦恼的内容与程度皆不同。世上的烦恼有很多种，有些人的烦恼是一些芝麻小事，有些人的烦恼却会令人非常痛苦。

　　若用"芝麻小事"和"痛苦"来形容烦恼，那么由谁来决定烦恼的等级呢？当然是由烦恼的当事人来决定，也就是自己。"烦恼"在心理学用语中可说成"纠葛"。想依照自己的心行事，却无法自由自在地展开行动，束手无策，这种矛盾的心情就会令人陷于纠葛之中。

　　我的许多患者也时常陷于纠葛之中，这些纠葛大多是职场上的人际关系（尤其以与上司不合为主）及与家人等的关系。工作上的压力大部分来自人际关系，而非工作本身。此外，夫妻之间不和谐、亲子关系糟糕、有与金钱和暴力相关的麻烦事等，也是很常见的。

烦恼多由于钻牛角尖，倾诉有助于找出问题

我们常会任意评断自己的烦恼，但是所下的评论通常都是错的。心理学家戴维·伯恩斯（David D. Burns）将这种情形解释为："过度误解非真实之事，只会让心情变得烦闷。"也就是说，**烦恼多因为自己钻牛角尖，可以借由沟通及他人或自己的力量来修正。**

若求助于心理咨询师，就必须付钱，但是向朋友倾诉自己的烦恼，就方便多了！

当我们向别人倾诉烦恼时，并非希望对方提出建议，**而是希望通过这个过程，将烦恼向外吐露，借此发现自己原本没注意到或无意间逃避的问题。**拥有虚心接受他人建议的开阔心胸也是十分重要的。

其实，自己也可以做修正想法的训练，如认知疗法一样，不需要做任何笔记。请回忆过去面临痛苦时的样子吧！当时的你是否很绝望，心情十分沉重呢？当时的你是不是一

直在钻牛角尖，无法从情绪纠葛中走出来？**了解自己过去的样子，才能够正确应对压力。**

"如果是他，他会怎么做？"多以别人的方式看烦恼

举个例子来说，把日常生活比喻为派对现场，而自己正忙着取餐及与他人话家常，乍看之下似乎很忙碌。假设暂时从中抽身，想象一下，站在2楼俯瞰大家的模样吧！看起来亲切且前来与自己攀谈的人，不过就是个交际花；还有一些人只是默默地站在墙角享受美食。那么，自己呢？

这就是哈佛商学院的教授，同时也是精神科医生的隆纳·海菲兹（Ronald A. Heifetz）教我的"自我客观化"技巧。如果一直陷于烦恼中，是无法看清楚自己所站的位置的。因烦恼而闷闷不乐时，请想象自己站在大楼的顶楼，往下俯瞰自己的样子吧！当你站在高处时，除了自己的样子之外，连烦恼也看起来微不足道了。

或许了解自己十分困难，请试着以别人的方式来思考自己的烦恼，这也是一种不错的客观化方式。"如果是老爸，

他会怎么做呢？"——可以以家人的方式来思考。偶尔也借用下别人的思考方式吧！

客观看待烦恼、修正想法的小技巧

① 烦恼其实多由于自己钻牛角尖。
② 试着向别人倾吐自己的烦恼。
③ 再次回想过去自己痛苦时的样子。
④ 想象自己站在高楼上，正观察着受烦恼所苦的自己。
⑤ 试着以他人的方式来思考自己的烦恼。

 医生的建议

试着站在高处，俯瞰自己的烦恼吧！以他人的方式来思考自己的烦恼，这也是一种不错的方法。

如何与失去自信的自己和平共处

天生我材必有用，适当多吃、多睡有助于找回
活力与自信

　　失去自信会让人陷入不安，迷惘与迷失则会让人变得消极。可是，自信也是个很奇妙的东西。从来没失去过自信的人，是无法幸福的。因为失去自信的感觉是成长路上不可缺少的情绪挫折，太自信会让自己无法前进。

　　可是，当我们心情低落时，难免会感到痛苦。若能与失去自信的自己和平相处，便能减轻疲劳。让我们来想象一下失去自信的感觉吧！工作失败、事情无法照自己的意思进行、受上司或顾客斥责，这些挫折都会让人陷入低迷期，还会让人产生极端负面的想法，认为"自己做什么都不行"。

　　这时的你，只会把自己过度渺小化，**之所以会变成这样，是因为你高估了自己。因此，请以相同的目光看待失去**

自信的自己，等自信渐渐恢复后，你就能够克服眼前的困难了。

自己就是自己，不要与别人做比较

看见别人成功时，便会自动降低对自己的评价，尤其看到后辈比自己先走上成功之路时，心里难免会嫉妒。这并不是我们乐见的情绪，嫉妒心会让我们开始讨厌自己，最后自我价值感越来越低。

找回自信有一条大原则，那就是——**不要与别人做比较**。现在的社会竞争激烈，人们总是习惯与他人做比较，可是，找回自信的关键还是在于自己。"敌人就是自己。"——这是顶尖田径选手常挂在嘴边的一句话，他们的敌人完全没有别人的影子。

失去自信就表示自我评价开始动摇，这时，可以借由向别人倾诉，由第三者适时安慰自己，让心情不至于过于低落。就算缺少客观证据，但因为获得别人认同，也能找回自信。肯定自己、多和自己的家人与朋友沟通，是很重要的。

多吃、多睡、多聊天，能赶走坏心情

无须借由外力，只要保持乐观又正面的态度，就能找回自信。**试着多吃、多喝、多与人聊天、多笑、多走路、多睡觉等，多做一些能够找回正能量与活力的活动。**低迷的情绪之下，就算不做任何事，也会产生疲劳。请做一些自己喜欢又觉得轻松的活动吧！

许多研究指出，睡眠可以将负面情绪转为正面情绪。好好地吃、好好地睡、好好地与人聊天，便能够让自卑的乌云快速从头顶散去。

找回自信的方法

① 请宽待失去自信的自己吧！

② 请立刻停止所有与他人做比较的行为。

③ 试着向了解自己的家人、朋友倾诉失去自信的经过。

④ 多吃、多喝、多笑、多走路。总之，多动就对了。

⑤ 心情低落的时候，就去睡觉吧！

 医生的建议

    你绝对没有自己想象的那么没用！多吃、多聊天，并好好地睡一觉，把属于你的自信找回来吧！

第<big>3</big>章

消除压力，
让自己放松的 **9** 种方法

15 分钟放松法，迅速摆脱疲劳

一天 15 分钟，关掉身体"开关"

短暂睡眠可以消除疲劳

近几年，家用电器的功能越来越强，但是就算其功能再强大，如果长期不关电源，使用寿命还是会缩短。因此，定期关闭电源是让电器休息、延长使用年限的关键，这个原理也同样适用于人类。

工作时间是因人而异的。除了工作之外，家务事也会占用我们的时间。人一天有8~10小时是在活动的，假如前半段时间就使出全力，那么后半段时间很快就会泄气，身体就会感到疲倦，疲惫感将一直存在，挥之不去。

因此，**除晚上让身体好好休息之外，假如白天也能偶尔关掉身体"开关"，像电脑一样，维持"待机"状态，疲劳感就能消除。**

短暂的午睡是最有效的休息方式。让身体进入"待机"

状态，一觉起来后就能重新启动身体，这样做不会浪费时间，更不会让工作或学习的表现打折扣。

太累时就午睡、吃小点心，让身体短暂休息

单纯午睡并无法让身体达到"待机"的休息状态，不妨试着离开办公室，改变一下心情吧！午休时除了用餐外，也可以到外面散步，活动身体，让原本紧绷的心弦暂时获得放松。下午茶时间，建议选择自己喜欢的咖啡或茶类，搭配甜点或零食也是不错的选择。

零食原本就是在零碎时间吃的食物。听说古时候的日本人若在中午想睡觉时，会故意吃一些腌渍物等较硬的食物来提振精神。**因此，建议选择硬的零食，效果应该会比软的更好。**

想放松时，建议大家选择喝咖啡或红茶，咖啡含有咖啡因，能让大脑清醒；红茶有让身心放松的功效，其他如洋甘菊茶也是不错的选择。

每餐吃八分饱，是拥有活力的秘诀

长期久坐的人，建议每坐50分钟就起来做做体操，活动

活动身体。现在越来越多的人有驼背的烦恼，我也是受害者之一。上厕所时，我也会特别注意自己是否抬头挺胸。以弯背的姿势长时间工作，不仅容易使腰椎受伤，也会影响肠胃的功能。

吃饭也是一种适时关闭身体开关的方法。不过，若午餐吃太多，下午就容易犯困；若常吃夜宵，则易发胖。**吃太饱通常是表现失常的原因。因此，每餐吃八分饱才是让身体彻底休息的好方法。**

只要 15 分钟，身体就能得到放松

① 每天午睡15分钟。

② 每天散步15分钟。

③ 每天挪出15分钟喝下午茶。

④ 有空闲时，记得随时动一动。

 医生的建议

每天善用短暂的15分钟，让你的身体放松一下吧！

方法 2

中午小睡 15 分钟，
比睡 10 小时还有用

午睡时间勿过长，科学午睡就能让自己精神百倍

即使晚上没有睡足，隔天早上为了上班或上学，还是得努力爬起来，不过在吃完午餐后，疲惫感很可能就会冒出来。这时候，**如果想让身体恢复活力，就午睡15～20分钟吧！** 科学午睡有助于找回中午之前的舒畅感。科学研究结果指出，适度午睡能让下午的心情变好，有助于身体恢复活力。

午睡时不需要准备床铺或棉被，也不用真正地睡着，能让人进入深度睡眠的环境反而不好。人类进入梦乡30分钟之后，就会进入深度睡眠状态，但醒来后会开始发呆。**因此，中午只要稍微眯一下，闭上眼睛休息一会儿就能赶走疲劳感。**

午睡时间不宜过长是一条很重要的原则。连午休时间也

无法好好休息的人，可以利用坐地铁等时间闭目养神。常开车的人，为了安全起见，也可以利用在快餐店或便利商店等待的时间让自己稍作休息。

中午睡15分钟，能补救前一晚的睡眠不足

无论是在办公室、咖啡厅，还是在汽车里，请寻找能够让自己舒适睡觉的地方吧！**为了醒来时能感觉精神百倍，午睡时间切勿过长。**如果想杜绝外界的刺激，早点入睡，建议使用耳机或眼罩来阻断干扰。此外，若不打算睡太沉，不妨设定闹铃，或在睡午觉前15分钟喝杯咖啡或红茶，以免自己睡得太沉。

为了不让今日的疲惫感留到明天，晚上好好睡一觉，让身体彻底"关机"休息。为了提升夜晚的睡眠质量，白天的短暂睡眠很重要。唯有睡足了，大脑与身体才能跟疲惫感说再见。

用 15 分钟睡眠找回元气

① 试着寻找适合自己的午睡地点。
② 利用零碎的时间，稍微闭目养神一会儿。
③ 喝完咖啡、红茶后再午睡。
④ 利用手机的闹铃功能叫醒自己。

 医生的建议

　　研究指出，即使是短时间的午睡，也可以让身体得到休息。不妨寻找一个适合自己午睡的地方吧！

方法
3

假日越充实，
疲劳消除得越快

如果整个假日都在睡觉，上班后会更累

　　不管你的工作是轮班类型的还是周末休息类型的，假日的安排都很重要。睡到中午才起床，或窝在沙发上看电视，穿着睡衣在家待一整天，让自己的假日过于松散反而不好。相信大家都会有同感，这样的休假方式是无法消除疲劳的。

　　为什么呢？因为懒散的假日无法让你"回味无穷"。有些人可能觉得在家躺一整天，慵懒地度过一整天，是最能让自己感到满足的休假方式。如果因睡眠不足、工作量过多而感到疲惫，这样的休假方式或许是不错的。然而，假如每个假日你都只是在睡觉，那么你的精神状态并不会得到改善。

　　假如因为太累就"睡"掉自己的假日，那么到晚上时，你会觉得自己浪费了一整天，留下不好的感受。这么一来，你可能会萌生"哎呀，我果然是个无趣的人""啊，明天又要上班了"等负面情绪，接着便陷入自责与悲观情绪中。

相反，如果假日所做的事情能够给自己留下正面、积极的印象，那么休息的效果就大大不同了。**只让身体休息是无法消除疲劳的，除了身体之外，也必须让大脑感觉到"疲劳不见了"。**

假日越充实，上班时就越有活力

既然是休假，就没必要跟工作日一样早早起床。赖床可以让自己更有休假中的感觉，赖床时间只要不超过2小时就好。经常赖床超过2小时的人，平常的睡眠时间太短，必须重新检视工作日的生活模式。

假如没有特别的安排，只要天气不错，就尽量出去走走吧！买东西或散步都可以，只要是自己喜欢做的事就好。如果是有孩子或养宠物的人，可以趁机远离平常的纷纷扰扰，增加与孩子或宠物独处的时间。

令人意外的是，**稍微做一点与工作有关的事，竟然也是让假日变得"回味无穷"的秘诀之一。**这或许会让你觉得十分惊讶，但事实上，假日的轻松气氛往往能让自己灵光乍现，想出许多不错的点子。此外，准备考试或学习语言也是不错的选择。为什么呢？因为这么做可以让自己感觉到假日是充实的。

懒得安排假日的人，上班时也不会有好的表现

不一定每周的假日都要出远门，但是偶尔也要给自己安排特别的行程。旅行、大吃一顿都可以，只要在假日获得了满足感，上班时就能精神饱满地工作。当你懒得给自己安排假日活动时，上班时的表现也不会很好。

利用假日消除疲劳的方法

① 不要在家待一整天，多去户外走走吧！

② 休假时可以赖一下床，但时间不宜超过2小时。

③ 休假时，也做一些和工作有关的事情吧！

④ 增加自己与小孩或宠物独处的时间。

⑤ 偶尔也可以开车出去兜兜风，到游乐园走走。安排一些休闲活动吧！

 医生的建议

　　"回味无穷"的假日，能让自己在上班时更有动力。休假时千万别一整天都"废"在家里，虚度光阴。

方法 4

放长假，才能让人真正放松

用工作当借口而不外出，只会让自己更累

日本一直是大家公认的最"不擅长"休假的国家。日本人的法定假日在发达国家中是最少的。之前曾有单位对12个发达国家的11500多位职场人做调查，结果显示：日本厚生劳动省的法定假日为16.6天，这在所有发达国家中是最少的。而日本人真正使用的假日为9.3天，这也是发达国家中最少的。

此外，日本人的休假方式也是最无趣的。放长假时，日本人会不知所措。他们总是离不开工作，假日还常到公司加班，或把工作带回家。你是否也常在休假时不断想着工作呢?

发呆15分钟，也是一种放松的方法

经济增长越缓慢的时代，越容易找到让自己放松的方法。尽量不让自己感到疲劳，这才是关键。那么，有什么方法可以让我们快速进入放松模式呢？

想放松的时候，不需要特殊的方法，就算是在咖啡厅或公园里发呆这种类似冥想的舒压方式，也能让身心获得放松。你可以试着花15分钟，完全不想任何事情，只要专心发呆就好，或者试着欣赏风景与人群。

放长假时，不妨早早准备旅行计划，千万别以"我要看一下家里长辈的行程""我忙坏了，根本没时间休假"等借口为由，迟迟不做安排。想摆脱疲惫，就得先帮自己拟订一个愉快的玩乐计划。

假日越充实，工作及生活会越有冲劲

如果有长假，就妥善地为自己安排活动吧。这样做有3大好处。

①让工作及生活变得更充实：无时无刻不提醒自己，假

期到来之前，必须好好努力，这样才能有提升工作或学习的动力与意愿。而且，这种期盼假期"倒数"的感觉，也会让工作与生活变得更充实。

②**能正大光明地拒绝主管的要求**：假如已经安排好行程，当碰上主管提出"这天刚好有位客户要来，你可以接待他吗"的要求时，你就可以回答"不好意思，那天我有事"，正大光明地拒绝。

③**拥有回忆满满的假日**：放假时，如果只是整天在家里混日子，假期结束时多半会有罪恶感，觉得自己浪费了美好的假日。其实，**假期结束前要尽量让自己开心，假期结束后也必须让自己"回味无穷"**。把满足感锁在记忆里，就能让人随时保持高度的工作与学习热忱。

想让电脑或电视休息时，只要关掉电源即可。但是，要让一个人真正地好好休息，是必须下一点功夫的。请帮自己找到良好的放松方式，心情愉悦地度过每一天吧！

5 个步骤，学会冥想

① 找一个安静的房间，放松地坐下，把手放在膝盖上。
② 闭上双眼，全身放松。
③ 用鼻子深呼吸，将注意力集中在吸气上。
④ 缓慢吐气，同时记住自己的呼吸次数。
⑤ 标准的冥想时间为 10～15 分钟。

 医生的建议

　　留一点时间给自己，屏蔽周遭的杂音，用冥想让心情平静下来吧！别忘了为自己的长假预先安排活动！

方法 5 和痛苦记忆说再见

转移注意力、提前 15 分钟起床，都能使人忘记烦恼

日本漫画《鲁邦三世》①中的人物——石川五右卫门，当他即将被自己的杂念打败时，便会不断默念"无念无想"（即不要想别的事情），试图让自己集中精神。大家有没有类似的经历呢？每当我们想集中精神看书时，心中就会出现一些杂念，如"我突然想看电影""好像该打扫了"，突然开始想做别的事情。

---

①《鲁邦三世》：日本漫画《鲁邦三世》中的主角鲁邦三世，既是个智商为300的天才，也是个极富正义感的小偷，精通艺术性的窃盗技巧。《鲁邦三世》是由他与嗜烟酒的枪手次元大介、神秘女郎峰不二子、精通居合斩的第十三代石川五右卫门，以及常在眨眼间就让鲁邦逃脱而苦恼不已的警探钱形幸一，共同上演的一部怪盗喜剧。

　　假如你经常发生这种情况，恐怕会开始讨厌自己吧！可是，从健康的角度来看，无法把不愉快的事情忘掉，将它们放在大脑里反复回想，似乎也不是好事。

　　"经理真的太过分了，怎么可以说那种话！""那个客人说的话，我一辈子都不会忘记。"我的患者也常将他们被上司欺负的痛苦经历牢牢地记在脑海中，导致他们晚上睡觉时经常噩梦连连，让所有的痛苦记忆在梦里不断上演。

　　关于记忆的一项研究结果显示，**人们很容易忘掉快乐的记忆，不愉快、恐怖、受虐等痛苦的记忆却会一直深植在脑海里。而且，对于这些痛苦的记忆，随着年龄的增长，人们会越来越无法忘怀。**

　　对动物来说，记住可怕的事情，是很重要的生存之道。如果斑马忘记狮子捕食时的可怕模样，当狮子接近斑马时，斑马很可能会立刻被咬住。不过，这种生存之道并不适用于人类，越痛苦的记忆，人们越想早点忘记。

早起15分钟，摆脱痛苦记忆

　　如何做才能让我们早点告别痛苦的记忆呢？给大家推荐

2种方法：

①**转移注意力，多观察别人与周遭环境**：日本作家小池龙之介先生在作品《不思考的练习》中，也提到过这个方法。建议大家忘掉受责备或责备他人的负面情绪，试着将目光转移到风景与人物上。观察树木、花草等大自然景物，有疗愈心灵的功效。随四季变化的大自然，能够带给我们很多能量。

请静静地观察别人的一举一动吧！正在打哈欠的人、看起来闲得发慌的人、正在发呆的人、快乐聊天的人、看起来困意十足的人等，每个人都在努力地生活。有时候看起来很快乐的人，其实也有很多烦恼。每天花15分钟，试着观察别人吧！

②**提前15分钟起床，减少做噩梦的机会**：不愉快的记忆会让大脑边缘系统中掌管情绪的部位变得更活跃，快速动眼期（睡眠的一个阶段，此时眼球会快速移动，人容易做梦）的时间越长，痛苦记忆就越容易深植在脑海里。因此，快速动眼期的时间可以说是压力的一种指标，这个时期大多出现在天刚亮时。在天刚亮时的快速动眼期较容易做噩梦，也能

清楚地记得噩梦的内容，从而影响原本的好心情。

因此，请比以前更早起床吧！哪怕只有15分钟，也请早点醒来。把眼睛睁开就好，就算继续窝在被窝里也没关系，只要能够减少快速动眼期的时间就行了。

喝闷酒，完全无法转换心情

我不建议各位用酒精来转换心情，喝闷酒不但无法宣泄怒气，还会使人失去判断力。当酒精的作用退去后，你可能会开始讨厌自己。

我们常会在电视剧中看到有人对着布娃娃猛挥拳头以缓解压力。其实，这种**用暴力解决问题的方法，不但不能缓解压力，反而还会增加怒气，使人产生攻击行为。**为了忘掉不愉快的记忆，不妨早点起床，转移注意力吧！

赶走痛苦记忆、找回好心情的方法

① 早上提前15分钟起床。
② 将责备自己或他人的情绪先搁在一旁。
③ 仔细观察周遭的事物或人。
④ 不要靠酒精或暴力行为来解压。

 医生的建议

　　被不愉快的记忆缠住时，请将注意力转移到别处，
早点起床吧！只要认真尝试，你就会有不同的发现。

第 3 章　消除压力，让自己放松的 9 种方法

方法 6

睡前记得做操，
伸展四肢、放松肌肉

紧张感持续越久，身体越容易累

"和难应付的上司或难沟通的人见面前，常会因为紧张而无法思考。"——这是许多人共有的经历。

心理紧张通常也会表现在生理上，生理上可能会出现脉搏加速、心脏扑通扑通跳得很快、额头上不断冒出豆大的汗珠等症状，连手和声音都开始颤抖。就算只是读出拟好的演讲稿，还是会紧张，明明稿子上写的是中文，却完全念不出来，头脑一片空白。

精神上的紧张会刺激交感神经，当交感神经变得活跃时，扮演身体刹车角色的部位就会尽全力踩刹车，使身体出现前述的紧张反应。有时候，自己并未察觉到内心紧张，但会感觉到身体变得很僵硬，无法放轻松。

肩膀酸痛、腰痛、头痛等，虽然不是致命的疼痛，但会

让人觉得全身酸痛、沉重、无法放轻松。这些都是现代人的通病，压力与运动不足正以肉眼看不见的形式一步一步侵蚀人类的身体。

消除紧张感的"偷闲"体操，摆脱僵硬肌肉

被压力压得喘不过气时，想要彻底消除紧张感并不容易，此时你需要一些能够消除身体紧张感的小方法。**在一天中找个时间，活动一下脖子、肩膀与腰部的关节，舒缓一下**，最好能先找出身体中出问题的部位，再运动。

我强烈建议在睡前做体操，刚泡完澡、身体还热乎乎时，是做体操的黄金时段。此时，身体的僵硬感已获得缓解，选择此刻做体操能起到事半功倍的效果。如果觉得已经很累，不想再做体操时，可以像我一样，做简单的肩胛骨伸缩运动。

通过专业机构，找出紧张的源头

不妨趁着假日，请专家为自己检测一下紧张程度，或许你会有新发现；也可以趁机调整自己的生活方式，或找到更

适合自己的解压方式。

如果连自己都无法察觉自己的紧张情绪，这就会变成一种烦恼。不过，就算已经察觉，还是有很多人不愿意向医生求助。不喜欢去医院的人，也可以选择整骨医院、整脊诊所或健身中心等，请别人帮你评估。夫妻或情侣中的另一半，都是身边最好的情绪观察者。

自从太太开始提醒我注意驼背的毛病以来，我就会随时注意自己的姿势，而且有时会去整脊诊所，因此我严重的驼背症状渐渐得到了改善。只要多花点心力，就能改善不良的姿势与走路方式。

这样做体操可以消除紧张感

① 甩动手脚，全身放松，不用费任何力气。

② 将脖子拉长、转动、弯一弯。

③ 转动手腕、肩膀。

④ 将肩胛骨夹紧，再放松。

⑤ 伸展腰部，左右动一动。

医生的建议

　　身体紧张也会导致心理紧张，做体操不仅可以让身体放松，还可以使内心平静。

方法
7

当烂好人很累，要学会说"NO"

别事事都说"好"，偶尔也要学会拒绝

不管是在工作上还是私事上，你是否曾经因为答应别人太多事而感到不快乐呢？

无论哪里，都有所谓的好好先生，因为他好说话，大家都喜欢把事情托付给他；同样的，如果这个人不好说话，自然就没有人喜欢请他帮忙。好好先生通常也很有能力，**因为没有人会把事情托付给缺乏责任感、能力不足的人。**

此外，个性也很重要。如果这个人不亲切、常摆臭脸，那么大概没有人喜欢把事情托付给他，大家都喜欢把工作交给脚踏实地、性格温和的人。这就如同患者选择医生，除了医术之外，医生的个性也是一个很重要的考虑因素。

"大家都把事情丢给我，好头痛！"——**有这种烦恼的人，可说是兼具能力与品德的人。若你是这种人，请对自己自信一点。**不过，此时你的工作量已经超过负荷了。

刚踏入职场时，不管大家托付给你的是什么事，最好都照单全收。在自己尚未与同事建立良好关系时，如果断然拒绝对方，可能会给人留下不好的印象。因此，只要是合理的事情，适时接下，能增加别人对自己的好感。

　　但是，当工作太多时，情况就不同了。当大家都习惯把事情丢给你时，你的工作量就只会有增无减。

别老是当好人，要懂得说"不"

　　"我现在真的没空，好想拒绝！"——这种心情你应该不陌生吧！可是，只有接受对方的请求才能避免发生冲突，所以最后只好硬着头皮接受。在这种情况下，多数人都会因为不想节外生枝而勉强答应。

　　当你以好人的姿态出现时，所有的工作都会集中到你身上。结果，你反而会出现受害者的负面情绪，认为："为什么大家只找我呢？""难道大家讨厌我才找我的吗？"当渐渐出现被害幻想时，你就会变得易怒。**将愤怒潜藏于内心是很危险的，或许有一天你的情绪会在某个重要场合爆发。**

　　因此，要在情绪爆发之前，把怒气都排出去。不管是工

作还是朋友的邀约，都别再勉强自己接受，请鼓起勇气说
"不"。懂得适时拒绝，就可以向压力说再见。

先倾听再拒绝，提出替代性方案，有助于沟通

当别人向你提出要求时，请先仔细倾听他说的话，此时
最重要的是态度。如果直接就说"我没办法帮你"，那么可
能会给对方留下负面的印象。

因此，先倾听对方的话，站在对方的立场想一想，再说
出："真的很不好意思，我这次真的没办法帮你。"最后，
别忘了告诉对方："虽然现在有点困难，但下一次我很乐意
帮你。"提出有建设性的方案，说出为对方着想的话，才能
维持良好的关系。

医院里也是如此，医生常需要告诉患者不能做某件事，
也可能必须断然拒绝患者的要求。这时候，绝不能像马路上
的"禁止停车"标语一样，直接拒绝对方。拒绝对方之前，
请先学会倾听。其实，一个有求于人的请求者，在拜托别人
之前，也会害怕给别人造成困扰，他心里的压力也不小。

所以，请站在对方的立场，感受他们内心的压力吧！

做到 5 点，拒绝别人也能不伤和气

① 刚开始时，尽量不要拒绝对方。

② 认真倾听对方的话，表现出关心的态度。

③ 假如是别人也能办到的事，请以温柔的口吻婉拒对方。

④ 告诉对方自己现在无法帮忙，但日后一定会伸出援手。

⑤ 最后，别忘了提出为对方着想的替代方案。

 医生的建议

　　大家总是喜欢把事情托付给你，这表明你是一个值得信任的人，因此你只要懂得拒绝的艺术就行了。

方法

8

精心打扮，心情会更好

衣着可以反映一个人的情绪，打扮的过程
能让人开心

双相情感障碍是一种周期性、不断出现情绪高亢的躁及
情绪低落的抑郁症状的精神疾病。不论患者处于躁还是抑郁
的状态，其情绪状态都可通过他的衣着看出来。处于躁状态
的患者会穿颜色鲜艳的衣服，其身上的饰品也会比较亮眼。
处于抑郁状态的患者则完全相反，其着装会较保守，且以暗
色系居多。

人类的情绪很容易反映在衣着上，一个天天忙于工作的
人，大概不会花什么心思在打扮上吧！这种人多半会随便穿
穿就出门上班。其实，**只要多花点心思，精心打扮自己，就
可以改变一天的心情。**

有"星期一综合征"的人，请试着穿自己喜欢或亮色系
的衣服出门，然后隔天再故意穿上完全不同风格的衣服，让

打扮自己成为一种乐趣吧！这样一来，只要想到明天要穿什么，就会非常开心。

衣着展现品位，也决定第一印象

日本知名服装定制品牌的创始设计师川久保玲小姐曾说过一句话："别拘泥于眼前所见，也别怀念过去，只要向前走，就能让人心情雀跃。"

由于印象代表当事人，服装打扮则是展现自我的重要方式，也是展现品位的良好指标，人们通常都想学习与自己风格迥异的打扮方式。

心理实验证明，第一印象将决定一个人的未来。不管是多权威的名医，如果染了一头金发、戴耳环、全身散发出浓烈的香水味、言语粗鲁，大概不会有患者上门求诊。

从事业务或必须在外面奔走的人，更要特别注重自己的衣着打扮；参加孩子的家长会时，也必须特别注意衣着，因为服装仪容会影响别人对你的印象。

该丢就丢，让自己焕然一新

请重新检查一下自己的衣橱吧！你的衣服颜色是否不够鲜艳？平常只穿同一条裤子吗？有时候也可以挑战从没尝试过的款式或颜色。鞋子或包包也要定时清洁，如果全身都打扮得漂漂亮亮的，鞋子却脏兮兮的，一切就白费心思了。好好珍惜像鞋子这种使用年限较长的物品，也会让自己的心情更平静。

适时"断舍离"也是一门艺术，所以请拿出勇气，**把好几年都没穿过的衣服丢掉吧！如果衣柜里放了太多不需要的衣服，你会很难决定要穿哪一件出门，换季时也会变得很麻烦。**因此，倒不如趁机清理一番，不要让无谓的麻烦找上自己。爽快地丢掉用不到的东西，这样做之后除了空间会变宽敞，隔天的工作积极性也会更高！

这样精心打扮，心情会更美丽

① 星期一，尽量穿自己喜欢的亮色系服装。
② 气质、休闲、时尚等风格的服装，请尽量多尝试。
③ 参加家长会时，一定要精心打扮。
④ 舍得把不常穿的衣服丢掉，别觉得可惜。
⑤ 摆脱虚荣心，不要非名牌不买。

医生的建议

　　除了花时间血拼外，还要找时间整理衣柜、鞋子和包包。该丢的就要丢，没什么好可惜的！

方法

9

为自己拟订一个不累人的生活计划

生活越规律，人就越不容易累

工作能力强的人，会将工作目标分为短期、中期和长期，一边朝着长期目标努力，一边在完成短期目标。因此，为了减少身心的疲惫感，我们应该设定短期、中期与长期目标，并以日、周、月为单位来做安排。以日为单位，固定的生活模式较不易使身心疲惫。每天于固定时间起床、按时吃三餐、定时就寝。**远离疲惫感的秘诀，就是要尽量保持有规律的生活。**

不过，请先确认自己是"早鸟族"还是"夜猫子"，了解活动力强与弱的时间点。30 ~ 40 岁的人，可以借此机会把生活模式调整为早起型。人年轻的时候，熬夜轻而易举，但是早上很容易赖床。随着年龄的增长，渐渐失去熬夜的体力，自然就会开始早睡早起。

对现代人来说，几乎没有昼夜之分，许多人从事需要轮班的工作，不管白天还是晚上都在上班，日积月累，身体容易出状况。如果轮班的频率固定，身体的负担相对也会轻些。

累了就要休息，别勉强自己

以周为单位的摆脱疲劳计划，是最简单的。以我为患者看诊的经验来说，患者的心情通常会以周为单位发生变化，如："星期一是上班的第一天，心情很难开朗。""周三最累人了！""周末快来时，就觉得越来越无力。"

你觉得心情最沉重、最疲惫的时候是星期几呢？对我而言，是必须为40个患者看诊，之后还得立刻赶去值班的星期二。因为这天是一周当中最忙碌的一天，所以前一天我会尽早回家，为隔天的工作做准备。我也会告诉周遭的人，星期一我必须早点回家休息。同事们一般也不会在这天丢给我太多工作。

若是以月为单位，大多就是指女性的经期了。女性在经期前常会感到不舒服，这一现象称为经前期综合征。这个时期的女性由于体内黄体素的分泌量增加，会变得焦躁不安，出现身体酸痛，甚至嗜睡。目前此综合征多用激素替代疗法或中药治疗，但是至今尚未出现完美的治疗方法。因此，与其积极治疗，不如配合经期的生理变化来生活，这样能有效改善症状。经期之前，最好不要安排太多的饭局，要让自己多休息。

事先安排好休闲活动，可使生活更有动力

不管是上班族还是学生，一年内其身心状况都会起起伏伏。以我的某个患者来说，6 月是其公司的会计结算日，因此只要到开股东会议之前的 5 月和 6 月，他就会变得非常紧张。另一个负责人事工作的患者，只要进入冬天与春天交界之际，他就会神经紧绷。一般来说，人事异动情况较剧烈的 3～5 月才应该是他最容易感到疲惫的时候。

这些状况都是因人而异的，像暑假等较长的假期，建议大家先安排好出游计划，以确保自己有充足的休息时间来恢复元气。**只在自己真正有空的时候安排出游，这是摆脱疲劳的秘诀。假如事先没有计划，突然插入的活动会让人措手不及。**

只要掌握好每周的生活节奏，就不需要太注意一整年的步调。不妨检视下自己每天、每周、每月的生活节奏吧！享受最悠闲的时刻，以平稳的心情度过忙碌时期。

疲劳的程度不同，消除疲劳所需的时间也不同

① 以日为单位：在固定的时间起床、就寝。

② 以周为单位：知道自己哪一天的整体状况较佳，累的时候不要勉强自己，赶快休息；假日时可以赖一下床。

③ 以月为单位：女性朋友尽量不要在经期之前拟定太多计划。

④ 以年为单位：预先安排好行程，以免休假时出现突发状况而措手不及。

 医生的建议

拟订休假计划和拟订工作计划一样重要，事先安排好才能让人真正摆脱疲劳，临时决定的活动常常会让人越玩越累。

第 **4** 章

快累死了？
恢复元气的 12 种方法

头痛、腰酸……小毛病也会造成疲劳，千万别大意

每周一次，问问自己：
"累了吗？"

让自己适度休息，硬撑只会让身体垮掉

当我问患者："你现在很累吗？"几乎所有患者都会回答："我很累。"我再继续问："到底有多累呢？"他们的答案各种各样。有些人会以一副快阵亡的表情说："我快累死了。"但也有人表示："我还撑得住。""这种程度的疲劳我还能应付。"

觉得自己快累死的人，其实是比较安全的，因为他们已经收到身体求救的信号。反之，有些人明明知道自己已经快不行了，却还故作轻松地说："我还撑得住。"这种人多半会把疲劳隐藏在心底的最深处，压抑自己的情绪。

身体负担过重时，容易生病

将所有东西塞进同一个地方是不好的。这就像一台载货

卡车一样，一旦超载，轮胎或引擎就会出现问题，车体也会开始出现过度磨损。人类也是一样。

当负担过重时，身体会出现异常反应，如头痛、腰痛、肩膀酸痛，甚至感冒、便秘、腹泻等，肠胃也会越来越不舒服，偶尔还会出现心悸，这些都是常见的疲劳反应，最终会导致人免疫力降低，体质发生改变，容易生病。

"总觉得全身酸痛""没有哪里特别不舒服，就是觉得身体很沉重"，出现这些症状，就代表身体已经出现倦怠感，它们是身体出现问题的警示信号。**因为全身倦怠的背后潜藏着患肝病或肾脏病的危险。此外，抑郁症患者也会出现类似的症状。**

记录生活状况，也是确认疲劳程度的方法

了解疲劳程度的最快方法，就是问问自己："食欲和睡眠质量正常吗？"假如回答得有点迟疑，就表示你已经处于很累的状态了。请在一周当中，找一天好好检查自己的身体状态吧！

"这礼拜好像喝了太多酒。""工作很忙，每天很晚

回家。""因为最近下雨，所以就偷懒没去慢跑。"不妨根据这些事情，确认自己的健康状态。也可以试着和家人聊聊天，或者把交际应酬的次数、回家的时间等记录在电脑或手机里，从生活状况方面给自己评分。

就算疲劳可以消除，也必须检查身体。请先留意自己的全身倦怠感、食欲不振状况及睡眠质量等，好好检测自己的身体状况吧！

下列的疲劳症状越多，越要注意身体！

① 总是莫名地觉得身体酸痛。

② 开始觉得头痛、腰痛，身体的某些部位出现疼痛感。

③ 常常感冒，而且不容易痊愈。

④ 即使有食欲，也不觉得食物好吃。

⑤ 浅眠，容易被吵醒。

 医生的建议

　　请问问自己："累了吗？"假如无法立刻回答，就表示你的身体已经十分疲惫了。请认真思考，让自己的身体休息一下吧！

心累比身体累更可怕，
不可大意

努力要适度，太过压抑会令人得抑郁症

在许多国家，公共交通运输工具误点是难免的。但是，对于做事一板一眼的日本人来说，只要误点1分钟，他们就会十分焦虑。这使得原本还能直接广播误点的信息，现在都改为以道歉的方式来通知乘客了。"各位旅客，对不起，电车误点5分钟，在此向大家致歉。"因为很多乘客对于误点抱怨连连，站务人员只好不断道歉。

我以误点的广播为例，是要提醒大家，其实，人们失去耐心，甚至连心都出现疲态的现象层出不穷。顾客对服务的要求越来越高，但是服务生的"能量"却越来越低。在薪水与假日减少的情况下，工作量与疲惫感只会有增无减。

生理的疲倦可以用"疲惫""酸痛"等词来表现，然而，这些症状大部分都是从心的倦怠感开始的。心累和身体

累很难区分清楚，我们也无法只靠维生素来消除疲劳。虽然
到内科求诊时，诊断结果会显示正常，但是当出现这些症状
时，请千万别掉以轻心。

失去曾经的热情，是抑郁症的警示信号

当身心疲劳达到极限时，最需要留意的并发症就是抑郁
症。日本的抑郁症患者已超过100万人。

平日再忙碌，周末都会休息、放松；即使有不开心的
事，只要晚上能睡好，就能忘掉不愉快的事；工作再忙、再
辛苦，还是会花时间做有兴趣的事；孩子不太听话，却仍有
家庭归属感。如果你属于上述这种人，就不需要特别担心。

相反，如果没有上述这些感觉，就表示你很可能已经因
为压力，让"心"好累、好疲倦。**早上起床时提不起劲儿；
曾经很喜欢打网球，却已经荒废许久；假日一定要睡到下午
才起床；遇到突发状况就立刻迁怒于家人；身体状况大不如
前。**如果你是上述这种人，就要特别注意。

养足精神，才能赶走坏心情

当心感到疲惫时，首先受影响的就是睡眠与食欲。虽然吃得下，但总觉得食物不好吃；虽然睡得着，但是睡得很浅，一有声音便立刻醒来。这些也是疲劳的警示信号。

最可怕的是，这种人往往会否认自己很疲惫的事实。因为当身体过劳时，这种人反而会不知道自己已经太过疲惫，只会一直觉得："大家都很努力，这么拼是很正常的！""不要抱怨自己很累，要再拼一点才行！""虽然觉得身体莫名酸痛，但应该可以撑过去吧！"久而久之，这种人就会患上精神方面的疾病。

生活中缺乏干劲、假日也提不起劲儿做其他事情、身体酸痛、无法集中精神等，这些都是心太累的证据。假如有人跟你说"你最近好像比较暴躁！"，就表示身体已经向你发出疲劳的警示信号了。如果再恶化下去，没有人能帮助你。因此，你必须早点掌握身体的状态，仔细聆听自己身体的声音。精神饱满才是拥有健康心灵的第一步。

不妨仔细完成下页的"心理疲劳程度测试表"，彻底了解自己有多累吧！

"你的心累了吗？"心理疲劳程度测试表

① 对所有事情都提不起劲儿，无法尽情享受生活。

② 心情低落，变得有点抑郁、绝望。

③ 没什么力气，总觉得自己很累。

④ 睡眠质量很差，常半夜醒来，很容易睡过头。

⑤ 没什么食欲，有时候却会暴饮暴食。

⑥ 不管是读书，还是看电视或上网，都很难集中精力。

⑦ 认为自己很没用，对不起家人和公司。

⑧ 动作和说话速度变得很缓慢，容易焦虑，常裹足不前。

 医生的建议

　　如果有5项以上的答案为肯定，且该情况已持续2周以上，建议求助于心理医生，千万不可置之不理。

将不开心的事写在纸上，
赶走负面情绪

调整生活方式，适当多吃、多走路、多睡

"即使是喜欢的电影上映了，也提不起劲儿去看，是因为我太累了吗？"

这是一个很严肃的问题，为什么这么说呢？因为抑郁症的两大症状之一，就是对自己喜爱的事物失去兴趣。

抑郁症是依照美国精神医学会制作的诊断手册来做评估的。手册中明确提到，**诊断一个人患有抑郁症时，他必须同时拥有抑郁的心情及丧失兴趣这两种状况，这样的人才是真正的抑郁症患者。**某些抑郁症测量表就只询问患者与这两种状况相关的问题。

"周末会带家人一起出去走走吗？"——对常为孩子烦恼的患者提出这个问题。

"听说你很喜欢到各地享受美食，真羡慕！你最近有去

哪里走走吗？"——对美食患者提出这个问题。

"最近有和什么样的人碰面呢？"——对擅长交际的患者提出这个问题。

请试着问问患者，假如他这样回答："因为最近太忙，才无法与朋友见面、好好享受美食。"那情况还不算严重。可是，如果他的回答是"因为我懒得去参加"，那么就要非常注意了。懒惰、怕麻烦、没有冲劲儿等，这些都是身体发出的警示信号。现在，我们就依照你的懒惰程度来开处方吧！

调整生活步调、多休息，90 %的抑郁症患者都能痊愈

虽然能够妥善安排工作与休息时间，但觉得不像过去一样热爱自己的兴趣。是否有什么事让你感到困扰呢？如果有，请试着把它们写在纸上吧！

你不需要条理式地书写，可以随意拿一张白纸，以画画的方式画下自己的心情，或将它们写在自己喜欢的记事本上。请试着将自己的不安与焦虑，从大脑存储器中转移到外部储存，别积存在大脑中。

当没有感受到压力，却体验不到假日休闲活动带来的愉悦感，如明明很喜欢打篮球，却总觉得要带球出门很麻烦，也不喜欢和朋友见面，最后就一直宅在家里时，你极可能已有抑郁症的症状，甚至有可能已经患上轻度抑郁症。

不过，有这种倾向的人，还不需要立刻向医生求助。早期的抑郁症患者不需要依赖药物，就可以顺利康复。**只要做好每天的基本工作，好好生活，重新调整生活方式，均衡饮食，多散步或做体操，早起迎接阳光，保证充足的睡眠等，就能康复。**

不勉强自己，活得更开心

或许你会说，这些道理你都知道。可是，如果疲劳感像滚雪球一样，越滚越大，不管是谁都有可能患上抑郁症。当我在医院的压力过大，或不断被患者抱怨时，我也会明显感受到身体的动力大幅减少。

另外，我还要给大家一个小建议。当有人邀请你参加某项活动，你却不知道该不该答应时，请鼓起勇气面对自己真正的想法吧！不想参加时，与别人互动会成为一件痛苦的事。如果不想去，就婉拒对方，多给自己一点时间，满足基本的生理需求，调整生活方式。

对任何事都提不起劲儿时，不妨这样做

① 把不安与担心的事情写在白纸上。
② 三餐按时吃。
③ 拥有充足的睡眠，保持规律的作息。
④ 不管是散步还是去健身房，每周都要有固定的运动时间。
⑤ 别人邀请你时，别勉强赴约，多给自己一点时间。

 医生的建议

怕麻烦、懒惰是不容忽视的警示信号，这极有可能是抑郁症的前兆。请重新检查自己的生活习惯，找回元气满满的自己吧！

缩短坐着的时间，
花 15 分钟走动一下

久坐易导致肩颈酸痛，每天散步能放松筋骨

从早到晚都在用电脑，再加上长时间久坐，除了容易损害眼睛，对于肩颈与腰部的损害也不小。尤其是女性，几乎都有肩颈酸痛的毛病。此外，身体其他部分的负担，也很可能落在肩颈上。

如果放任不管，颈部至腰部的脊椎就会变形，随着年龄增长，你将陷入天天喊痛的折磨中。颈部至腰部的脊椎是连在一起的，肩颈酸痛不但会给肩膀造成过多负担，而且会给颈部与腰部造成压力。从美姿美仪的角度来看，姿势不良，特别是驼背，会让人看起来更老气。

不过，多数人很难做到随时注意姿势。**当情绪低落、压力过大时，身体就会自然而然往前倾。**抑郁症患者心情低落时，也要特别留意自己的健康状况。

头痛、腰痛，可能是抑郁症的前兆

抑郁症患者的特征之一，就是对自己的健康疑神疑鬼，不断担心自己是否患有某种疾病，显得焦躁不安。明明只是肚子痛，会很焦虑地以为是胃癌，这类瞎操心的事情常发生在抑郁症患者身上。

有的抑郁症患者完全没有出现心情低落、失去冲劲儿等症状，只觉得头痛、腰痛，这种现象叫作躯体症状性障碍①。在这种患者身上完全看不到典型的抑郁症症状，就算到医院检查也查不出问题。这时候，患者除了需要适当的治疗与休息外，不要对身体有太多先入为主的想法。

假如你发现自己有肩颈酸痛与腰痛等症状，请减少坐在椅子上的时间，多去散步。**每坐满90分钟，请散步15分钟，就算不能很精准地拿捏时间也没关系，记得站起来走一走就对了。**过度在意自己的身体，或者由别人提醒自己注意

①躯体症状性障碍：出现疼痛、想吐、麻痹等能自觉的身体症状。日常生活受到影响，但是查不出身体方面的疾病。也非药物引起的副作用，有可能是由心理问题引起的，也算是一种心理疾病。

身体，都可能造成压力。多和朋友出去吃吃喝喝、和家人旅行、一个人放空等，请替自己创造一些放松的机会吧！

你的肩颈酸痛和腰痛严重吗？测试一下就知道

肩颈酸痛

① 每到傍晚，觉得肩颈特别酸痛。→桌椅的高度是否合适？

② 整天都觉得肩颈酸痛。→有驼背的问题吗？

③ 偶尔会感到肩颈酸痛。→是否精神压力过大？

腰痛

① 即使坐着不动，腰部也会隐隐作痛。

② 痛到睡觉时无法翻身。

③ 觉得脚底没有感觉，麻麻的、很无力。

④ 无法正常走路，排尿或排便不顺畅。

 医生的建议

　　如果觉得肩颈或腰部酸痛，请每天利用15分钟，出去散散步！不要过度在意自己的身体状况，可以一边想别的事情一边散步，要学会转换心情。

方法 5

头痛时，千万别再吃止痛药

头痛不止多为疾病的征兆，要立刻治疗

"医生，我头好痛，请给我开头痛药。"这是我最常听到的话。

常见的头痛多为紧张型头痛，疼痛的感觉就像头部两侧或后脑被一根绷带勒紧一般。有时还会出现肩颈酸痛等并发症，但是不会影响日常生活。这些症状会自行消失。不过，如果因为肩膀酸痛，就判断是紧张型头痛，那就言之过早了。

要是觉得头痛、恶心而无法工作，天气不好时症状还会加重，甚至在头痛之前看到奇怪的光点等，就极有可能是偏头痛。

由于上述两种头痛的疼痛方式不太一样，治疗用的药物也截然不同。**无论是紧张型头痛还是偏头痛，均无法通过**

CT（计算机体层扫描）、MRI（磁共振）等发现异常。
医生只能根据头痛的发作方式与持续时间、特征等线索来
诊断。

　　即使现代医疗技术已经十分进步，若想治疗头痛，还是
必须依赖医生的经验与知识。如果是偏头痛，那么服用一般
的头痛药也没什么用。因此，有头痛困扰的人，必须尽早求
诊，并详细告诉医生头痛的症状，这样才能尽快得到治疗。

头痛不是小毛病，放着不管易生大病

　　值得庆幸的是，无论是偏头痛还是紧张型头痛，均不会
危及性命。最危险的是蛛网膜下腔出血与脑瘤。前者是因为
蛛网膜下腔出血，多是由颅内动脉瘤破裂引起的。症状轻微
时，患者可以自己步行至医院就诊，也有患者是在做MRI或
CT检查时，才知道自己患病。**发现自己持续头痛的情形与
平常不一样时，要立刻去医院检查。**

　　脑瘤也会引发头痛。绝大多数的脑瘤患者，都是在早晨
开始头痛，同时还会有恶心感。此外，他们还可能因为瘤的
位置不同，而无法说话、看不见等，甚至突然变得痴呆。

抑郁症也会引起头痛，不可轻视

抑郁症会引起头痛吗？在诊断抑郁症的标准中，有一项是身体出现莫名的不舒服感，如头痛。有一位外籍患者，他正值35岁的青壮年期，工作压力不小，偶尔会有头部好像被人勒紧般的疼痛感。我认为他属于紧张型头痛，便给予舒缓肌肉紧张的安定药物，不过，其情况并没有好转。

之后，他因为陷入过度抑郁的情绪中而夜夜失眠，导致抑郁症越来越严重，必须住院治疗。服用抗抑郁药物后，他的抑郁症明显好转，头痛竟然也神奇地消失了。

对于头痛的痛苦我感同身受，也知道有许多人深受其苦。因此，千万别认为头痛很稀松平常、一定会好，要先认清头痛的类型，这样才能对症下药。

善用肌肉松弛剂，改善紧张型头痛

紧张型头痛

① 后脑与头部两侧有被绳子勒紧一样的疼痛感。

② 一个月内反复发作好几次。

③ 很容易和肩颈酸痛一起发作。

④ 即使运动也不会恶化。

⑤ 还在可以忍受的范围内。

服用收缩血管的药物，改善偏头痛

偏头痛

① 感到恶心。

② 开始头痛前，似乎会看到光亮、对光线过敏。

③ 有时候会十分在意气味。

④ 容易受天气变化影响。

⑤ 只要睡太久，症状就会恶化。

 医生的建议

　　虽然头痛不见得会致命，但痛起来却要人命。觉得恶心、头痛的症状和平常不一样时，请赶快就医，说不定能发现潜藏着的其他身体问题，以便及早治疗。

方法
6

缩短用眼时间，每小时都要休息

视力模糊是工作过度的警示信号

网络综合征是指长时间坐在电脑前，过度专注于工作或电脑游戏，导致不适应工作场所，甚至出现社交障碍的症状。

早期，只有公司里有电脑，家中有电脑的人很少。可是，随着时代改变，无论是公司还是家里都有电脑，再加上手机的普及，无论身处何方，我们都处于网络综合征的威胁之下。

网络综合征可分为数种类型。电脑终端综合征便是其中一种，它是因为长期使用电脑屏幕，导致眼睛、身体，甚至心理出现问题的病症。以眼睛的症状来说，大部分患者会出现视力模糊、干眼症及眼睛充血等。**当我们长时间盯着电脑或手机时，眨眼的次数会减少，结膜会变得越来越干燥。**严重时，会导致近视度数加深。

肩颈酸痛与腰痛也很常见。**一旦驼背，就会给腰部带来很大的负担。**如果症状没有得到改善，那么食欲可能会降低，看到电子屏幕可能会产生不安感与低落感等，最后导致抑郁症。

3D电影的声光刺激，只会让眼睛更酸痛

网络综合征的普遍，拜日新月异的影像技术所赐。我们常听到的3D技术，就是其中之一。虽然现在3D电影十分盛行，但是有不少人看完电影后会出现恶心感，这可能是因为受不了高科技的视觉刺激而出现的症状。

想要减轻眼睛的疲劳，最有效的方法就是控制自己。别一直坐在电脑前，每小时要休息10分钟、活动活动筋骨、多做眺望远方的望远训练等。此外，给电子屏幕贴上滤光片也会有不错的功效。

多眨眼睛，远离干眼症

至于目前广为使用的电子书阅读器，不管其屏幕显示得多么像真正的纸张，还是不建议长时间使用。**如果真的必须长时间盯着电子屏幕，请记得增加眨眼的次数。比平常多2倍的眨眼动作，可以预防干眼症。**

上下班路上习惯使用iPad、手机的人，请尽量改为看纸质书，这也是为了预防电脑终端综合征。眼睛疲劳不只会导致身体不适，严重时还会伤及脑部。

远离网络综合征的 5 个小秘诀

① 每小时休息10分钟，同时做做体操。
② 每天做10分钟的望远训练。
③ 长时间盯着电子屏幕时，别忘了多眨眼睛。
④ 在电脑或手机的屏幕上，贴滤光片。
⑤ 外出时，多携带杂志等纸质书，不要一直盯着手机看。

 医生的建议

网络综合征会给眼睛、身体和心理带来负担，为了减轻眼睛疲劳，请适当减少使用高科技产品的时间，让眼睛有休息的机会吧！

睡前喝一杯水，和疲劳说再见

多喝水能舒缓不安的情绪，帮助睡眠

一般来说，成人一天所需要的水分大约是2升。由于食物中也包含水分，因此从开水或饮料中摄取的水分，只需要1.4升。在炎热的夏天或剧烈运动后，因为大量排汗，就必须补充流失的水分。即使没有流汗，水分也会从体表蒸发。

觉得自己没有流汗就不补充水分的行为，易使人出现脱水现象，即水分流失过多，导致体内钠与钾的含量不平衡，从而出现意识不清、头晕目眩等。**脱水时，绝对不可以一直喝水，因为人体需要适当的钠，即盐分。**若只喝水，会让水分增加、钠含量减少。所以，含钠的饮料是脱水时最好的选择。

紧张时，记得多喝水

人类只要一陷入不安的情绪中，就会出现口渴的现象。当不安与紧张的情绪高涨时，交感神经就会变得很活跃，身体就会出现心悸、冒汗等症状，甚至连唾液分泌也会受到影响。交感神经变得活跃时，唾液分泌量就会减少，因此当你感到紧张时，记得多补充水分。

那么，什么类型的水可以舒缓不安的情绪呢？根据硬度的不同，水可以分成硬水和软水两种。水的硬度是指水中钙、镁离子的总浓度。钙、镁离子的总浓度较高的水是硬水，总浓度较低的水是软水。矿泉水也有软水和硬水之分。

睡前喝一杯水，避免水分流失

"硬水和软水，哪一种比较好呢？"——我也曾思考过这个问题。假如钙、镁离子有舒缓不安情绪的效果，硬水似乎对人体比较好。如果运动后需要补充无机盐，要给孕妇补给钙，或为了消除便秘、减肥等，那么富含无机盐的硬水是较好的选择。但是有一点要注意，**硬水别喝太多，以免腹泻。**

矿泉水的成分会因品牌不同而有差异，可以凭自己的感觉，选择适合自己饮用的矿泉水。假如平常的饮食中就已经摄取足够的钙与镁，就不需要额外喝太多硬水。

　　喝了酒的晚上，记得一定要喝杯水。为什么呢？因为酒精有利尿作用，很容易导致身体轻微脱水。虽然睡前喝水会使人晚上常跑厕所，降低睡眠质量，**但是假如睡前不补充水分，身体就很容易出现轻微脱水，因为水分会在睡觉时不知不觉地流失。**

4 个小窍门, 轻松 "喝" 出健康来

① 流汗的时候, 喝含钠 (盐分) 的水。
② 硬水有舒缓不安情绪的功效。
③ 睡前喝一杯水, 有助于补充水分。
④ 紧张的时候, 多摄取水分。

 医生的建议

　　成人每天所需的水分是2升, 为了不让身体脱水, 记得提醒自己多喝水。不过, 尽量不要用饮料取代白开水, 以免越喝越胖。

每餐吃八分饱，疲劳不上身

通过食物摄取营养，比服用任何维生素更有效

电视广告中出现的食品常会随着时代潮流而变化，但是保健饮料的广告语并未受到影响，如找回活力、赶走疲劳、拥有强健的身体等，这说明人类的愿望从古至今都一样。保健饮料中的成分，如B族维生素、叶酸等，具有消除疲劳的功效。此外，猪肉、豆类中的B族维生素，牡蛎与贝类中的锌，也都是对抗疲劳的良物。

大脑中的血清素是由色氨酸合成的，一旦血清素不足，原本等级1的疲惫感可能会提升为等级10。富含色氨酸的食材非大豆莫属，豆腐也是富含色氨酸的绝佳食品。

骨骼的健康也很重要，如果患了骨质疏松，疲劳感就会加剧。为了强化骨骼，只摄取钙是不够的，还需要摄取维生素D。当维生素D不足时，钙无法顺利在骨骼中沉积。我认

为，注重食物的营养比服用任何药物更有帮助。健康，必须靠自己，不能靠医生。

或许你会说："这些事情我早就知道了！"接下来我会告诉各位一些不为人知的事实。从健康角度考虑，脂肪永远都被当成"坏人"。可是，**最新的研究结果显示，保有一定脂肪量的人体才是健康的。**

BMI（体重指数）是目前常用的衡量人体肥胖程度以及是否健康的一个标准。其计算公式为体重（千克）／身高^2（米），BMI的正常值是18.5~23.9，指数越高，代表越肥胖。BMI太高或太低，都可能增加死亡率。

每餐吃八分饱，塑造不易累的体质

均衡饮食有助于睡眠。睡前让体温上升，也有助于睡眠。因此，不妨试试吃点辣椒。吃辣味食物会让体温上升，这对于寒凉体质者，尤其是女性来说，非常值得尝试。

此外，蛋白质、糖类、脂肪等也都是能量的来源。做剧烈运动后，请多摄取面食或其他糖类食物吧！我不建议各位因为想减肥就完全不吃肉，因为肉中的蛋白质有助于增肌。

与其一直注意维生素的摄取量或体脂，不如每餐都吃八分饱，这样便能塑造不容易累的体质。总是习惯吃很饱的你，请从今天开始，过每餐吃八分饱的健康生活。如果吃七分饱有点困难，就以八分饱为目标。

这些食物要多吃，有助于消除疲劳，找回活力

① 豆类、猪肉：富含维生素B_1及叶酸、色氨酸。

② 牡蛎、贝类：富含锌。

③ 动物肝脏：富含维生素D。

④ 辣椒：晚上吃，可常保健康。

⑤ 肉：人体需要适量的脂肪，不可完全不吃。

医生的建议

　　不要吃太饱，如果觉得吃七分饱有点难，那么每餐吃八分饱就好。睡前3小时尽量不吃东西，这是预防疾病及延缓衰老的好习惯。

方法
9

肠胃反映心理，
要消除疲劳、排解压力
凡事不过度强求，也不失为一种好的生活方式

很多人在上班的途中，容易肚子痛。只要一接近公司，肚子便开始发出搅动的声音，也会忍不住一直排气。如果你常腹痛、腹泻、便秘或不断排气等，做X光或内视镜检查，也找不到异常处，就极有可能患上了肠易激综合征。这是一种由过劳与压力导致的肠胃疾病。

别把吃苦当吃补，适时倾诉能排解压力

适时排解压力，也很重要。平常勤跑车站与公司厕所的人，不妨问问自己在公司承受的压力有多大。请别再抱头独自承受压力，试着接受治疗吧！

当人际关系、工作、家庭不如意时，一定会感到焦躁不安，这种感觉是无法避免的。因此，必须懂得排解压力，**试**

着向别人诉说内心的不安与烦恼。如果无法跟对方相处，不妨与他保持适当距离，或试着改变自己的想法。

治疗肠易激综合征，不妨这样做

① 重新检查饮食与睡眠等生活习惯。
② 适时排解由工作与家庭带来的压力。

 医生的建议

　　对于肠易激综合征，借助药物治疗，便能看到成效。若觉得自己有相关症状，请立刻求助医生，以免越拖越严重。

方法 10

用吃来发泄情绪，
只会让人更累

暴饮暴食多因为压力，找回安全感便能不药而愈

现代人容易摄取过量食物，饼干、糖果等零食皆可轻易取得。过去，抑郁症患者发病时，常会出现食欲降低、越来越瘦的现象。近10年来，很多抑郁症患者表示，他们经常暴饮暴食。于是，新型抑郁症出现了，其最常见的症状就是吃太多零食，不断暴饮暴食。

以一般的厌食症患者来说，他们只吃得下少量的食物。可是，越来越多患者在未进食的状态下，也会呕吐，且这种现象越来越常见。对于新型抑郁症患者来说，暴饮暴食绝对不是突发症状，尤其是女性，比较容易有这种烦恼。即使这种现象还不算病态，也不妨问问自己：遇到不开心的事时，是否会一直把零食往嘴里塞？

事实证明，心情低落时，很多人都会想吃甜食或油腻的

高热量食物。

压力越大，越想靠吃东西来缓解

压力引发的暴饮暴食有下列三大特征：

①**空腹感**：当莫名的空腹感侵袭时，食量就会无法控制。

②**想吃自己不能吃的食物**：虽然怕胖而禁止自己吃甜食，但在此时，反而会对甜食感兴趣，甚至大吃特吃。

③**出现负面情绪**：暴饮暴食的背后，其实隐藏着内心的不安，如愤怒、担心、孤独等，会出现许多负面想法。

在压力过大的社会中，暴饮暴食的现象绝对不会消失。从科学角度来说，这种现象也是合理的，因为心理安定与食欲有密切关系，更何况，大脑内所有化学物质的分泌皆与食欲有关。精神科医生也会开各式各样的药物给患者，不过，最让患者感到头痛的反而是药物的副作用——肥胖。即使患者的负面情绪已经得到改善，但是当其身体越来越胖时，他们又要担心糖尿病或其他现代文明病找上门。

最多只能吃半小时，避免暴食

女性一听到吃药会令人变胖，就会对药产生强烈的抗拒感。我想，应该没有人想吃会令人变胖的药吧！究竟该如何克服暴饮暴食的习惯呢？不妨试试下列方法：

①**一次只能吃半小时**：不管是薯片还是其他零食，大家应该都有不知不觉吃完一整包的经历。有这种困扰的人，请在一开始就决定要吃的量，并将食物装进袋子里，设定只能吃半小时，时间一到，就算没吃完，也请停止进食，并把食物或装满食物的袋子丢掉。记得这些要在白天实施，白天进食比晚上进食更健康。

②**多吃柴鱼**：柴鱼富含组氨酸，食用柴鱼易产生饱腹感。**柴鱼本身的热量很低，晚上吃柴鱼不但容易产生饱腹感，还能有效控制摄入的热量。**吃烫青菜时，也可以搭配吃点柴鱼。

其实，**暴饮暴食或嘴馋，都是寂寞与不安造成的。**不在身边放零食、多吃口香糖等，都只是应急的对策。找回真正的安全感，才是最重要的。

试试看！控制食欲的小方法

① 允许自己1天只能暴饮暴食30分钟。

② 把原本想吃的食物放到袋子或盒子里，不容易取得便不会一口气吃掉。

③ 预定的时间一到，就算袋子或盒子里还有食物，也要停止进食。

④ 晚餐多吃柴鱼，增加饱腹感。

 医生的建议

　　为了减轻暴饮暴食背后的真正原因——压力，请重新检视睡眠与运动习惯。一旦压力被释放，你就会发现，自己将不再需要靠食物来缓解。

方法

11　多吃大豆、香蕉、海鱼，
找回好心情

均衡饮食就是健脑的良药

对大脑来说，均衡饮食就是最好的。因此，我要给大家推荐对大脑有益的食物。肝脏、肉类、蛋黄中所含的胆碱，对记忆与学习有很大的帮助。此外，富含DHA（多不饱和脂肪酸）的金枪鱼，对健康也大有帮助。

咖喱也是一种健脑食物，其主料是姜黄，而姜黄中的姜黄素可提升大脑海马体的功能，提高记忆力。此外，绿茶、红酒及巧克力含有黄酮类化合物，这类物质属于多酚化合物，可预防脑卒中。不过，有偏头痛的人可能会因为摄取多酚化合物而使头痛加剧，故食用这类食物时需特别小心。

其他如鱼类、肝脏、贝类及海苔等食物，含有维生素 B_{12}，也能促进大脑健康，预防阿尔茨海默病。

多吃大豆、香蕉，可令人更快乐

并非只要摄取前述食物，就一定有助于大脑健康。就算这些食物能提高记忆力，你若没有稳定的情绪，也无法获得快乐。想拥有稳定的情绪，该吃哪些食物呢?

想拥有稳定的情绪，关键就在于体内的血清素，它是由名为色氨酸的天然氨基酸转化而来的。**色氨酸只能从食物中摄取，因此富含色氨酸的大豆及香蕉对大脑非常有帮助。**

大豆经加工可制成很多豆制品，如豆腐、豆腐干、豆浆等，这些都是日常生活中常见的食物。不过，不能一味地狂吃大豆及豆制品，均衡摄取各类营养素，才能吃出健康。

海鱼是抗抑郁症的佳品，不妨多吃

我们都知道高盐、高油脂、高糖的食物是健康的大敌，它们会使动脉硬化。动脉硬化和心脏病息息相关，动脉会因此类食物发生病变，导致我们摄取的养分无法顺利经由血管输送至大脑。

这类食物虽然不会让你立刻变得痴呆，却可能让你产生抑郁、易怒等情绪。或许有人认为："我还年轻，动脉应该还不会硬化吧！"事实上，有不少人在30岁就突发脑卒中或心肌梗死。

许多临床研究也告诉我们，**沙丁鱼、秋刀鱼和竹荚鱼等海鱼富含Omega-3脂肪酸，可以有效治疗并预防抑郁症，建议多吃。**从今天起，请摄取对健康有益的食物吧！

想健脑，这些食物要多吃

① 大豆类：富含色氨酸，水煮大豆、加入豆类的沙拉、纳豆、豆腐等，请多吃。

② 咖喱饭：富含姜黄素，可提高记忆力。

③ 韭菜炒猪肝：猪肝富含制造胆碱所需的乙酰胆碱，也富含维生素。

④ 海鱼：含有丰富的Omega-3脂肪酸，有抗抑郁的功效。

 医生的建议

不要偏食，均衡饮食才能维持健康。不妨多吃大豆或香蕉，能稳定情绪。此外，海鱼也有抗抑郁的功效。不开心吗？多吃点鱼吧！

方法 12

选对食物，才能疗愈自己

并非所有人都适合吃相同的食物，了解自己
的需求最重要

　　书店里的医疗书籍区，摆满各种以健康和饮食为主题
的书，如提升免疫力、预防阿尔茨海默病、抗衰老、改善过
敏、排解压力、提高智力等，琳琅满目。饮食与健康，是人
们永远关心的课题，但是我们不可能实践所有书上提到的方
法。而且，**在思考如何用食物调理身体之前，应该先了解自
己的身体究竟是哪里出了问题。**

　　假如你是天生的过敏体质，应该先了解过敏原是什么，
再思考自己是否适合使用书中提及的健康方法。知道自己对
什么东西过敏，便能远离导致过敏的物品。

再健康的食物都要适量吃，以免造成反效果

　　清淡的低热量食物因脂肪与糖分含量较低，能够预防肥

胖。盐分含量较高的食物，会增加患高血压的风险，进而导致脑卒中或心肌梗死。

橄榄油或红酒富含多酚，能有效预防动脉硬化。多酚对大多数人有好处，但唯独不适合有偏头痛的人，因为多酚会使血管扩张，加重病症。

如果最近常因感到抑郁、不安而失眠，可以多吃富含色氨酸的大豆。不过，不能摄取过量，以免大豆中的蛋白质释放出过多热量，导致痛风或肥胖。

有些患者以为氨基酸饮料对身体很好，所以每天固定喝1升。持续半年后，他们不但越来越胖，做健康检查后，还发现自己有血糖过高的问题。因此，就算是再好的食物，也必须适合自己且适量摄取，这样才能发挥作用。

书中的方法并非人人适用，要依需求选择

广泛阅读健康书籍是好事，但是若只读某位作者的著作，使用单一的保健方法，可能会引发其他疾病。以提高体温法来说，体温升高能促进新陈代谢及血液循环，因此许多人开始吃生姜、辣椒等食物。虽然辣椒内的辣椒素可以提高

体温、代谢率，并促进排汗，但是它也可能导致腹泻，不见得适合每个人。

因此，先充分掌握自己的体检数据与身体状况，再从书中找出适合自己的健康方法吧！世上没有绝对正确的方法，饮食摄取量也会随着年龄与身心变化而有所不同，均衡饮食才是最重要的。

再好的方法，如果不适合自己或强迫执行，都无法持续，还可能造成很大的精神压力。长久维持健康有时还需要一点耐性，我们要把健康的生活方式变成日常习惯。

这样吃，最健康！均衡饮食法大公开

① 每天均衡地摄取肉、蔬菜、鱼及水果。

② 别只吃冷盘食物，也要吃热食。

③ 可以选择自己喜欢的食物，但不能偏食。

④ 维生素虽然重要，却不能过度依赖，请从食物中摄取必需的营养素。

医生的建议

　　就算是知名的健康食品，也可能因为个人体质不同而变成毒药。了解自己是否对某物过敏，并掌握身体健康状况，才是常保健康的良方。

减少疲惫感，
从改变生活习惯开始

完全不累未必是好事，可能是失去自觉能力的前兆我是治疗抑郁症与睡眠障碍的精神科医生，为什么我对抑郁症与睡眠特别关心呢？因为我本身也不善于处理自己的疲劳。每当看见与我同龄的同学们总能精力旺盛地读书或运动，再看看老是容易疲惫的自己，真的很想做点改变。

与众多优秀医生共事的我，竟然对疲劳束手无策。虽然我无法使疲惫感完全消失，但是我一直在思考有没有能够缓解疲惫感的方法。因此，我前往美国留学，专门研究睡眠科学。

本书中，我省去了详细的科学资料与参考论文等艰深的内容，因为本书的目的是要帮助你摆脱疲劳。

完全不累未必是好事，可能是失去自觉能力的前兆

我以日常生活中能够实践的方法为首选，虽然大部分都是经验之谈，但是无论多权威的科学理论，如果不能用于实践，就无法被印证。

疲劳无时无刻都与你的身心一起活动，完全没有疲惫感的人大概只有两种，一种是完全不做事的人，另一种则是已

经累到病入膏肓而失去自觉能力的人。

　　在医院中从事看诊、教育、研究工作的我，很感谢一直鼓励我写作的大和书房长谷部智惠小姐。假如没有她的帮忙，这本书根本无法问世。

　　希望每位读者都能通过这本书，和疲劳做"朋友"，与它好好相处！

西多昌规